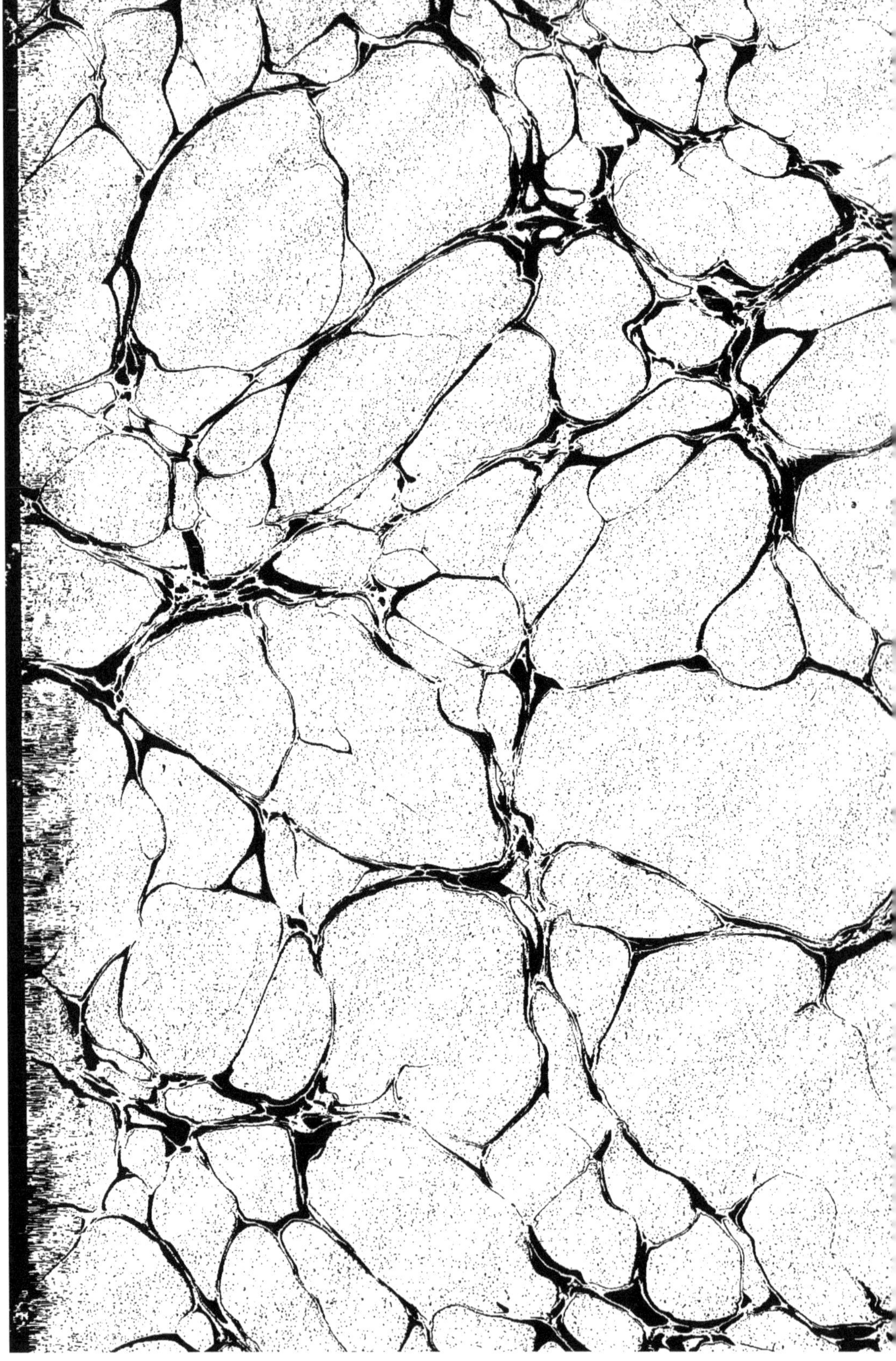

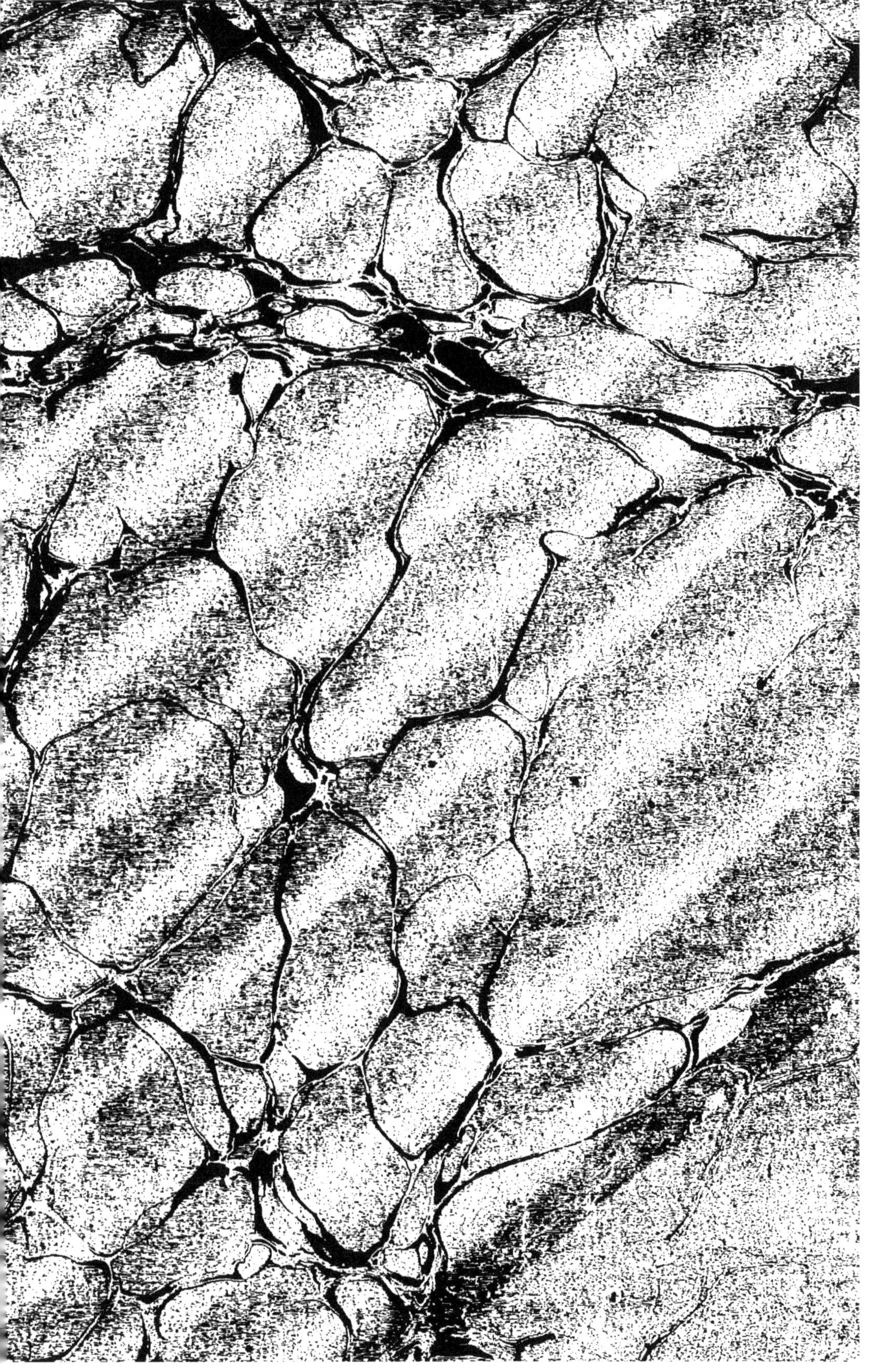

I

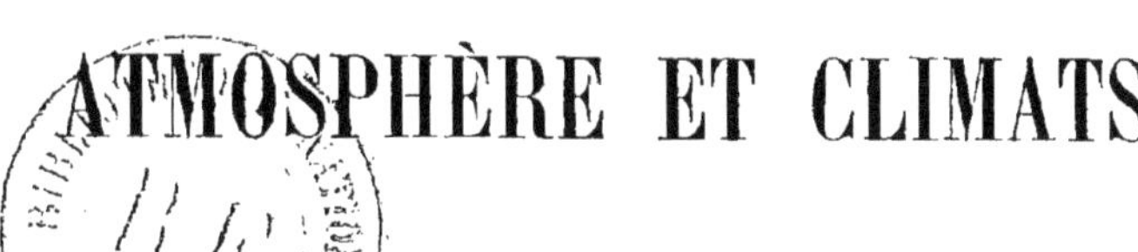

ATMOSPHÈRE ET CLIMATS

LISTE DES COLLABORATEURS

ANTHONY .... Membre de la Société d'Anthropologie.
BONJEAN................ Chef du Laboratoire du Comité consultatif d'hygiène.
BOULAY .... Ancien interne des Hôpitaux de Paris.
BROUARDEL (G.) .... Médecin des Hôpitaux de Paris.
BROUARDEL (P.) .... Professeur à la Faculté de médecine de Paris, membre de l'Institut.
COURMONT (J.).... ..... Professeur d'hygiène à la Faculté de médecine de Lyon
COURTOIS-SUFFIT ...... Médecin en chef des Manufactures de l'État.
DOPTER .... Professeur agrégé à l'École du Val-de-Grâce.
DUCHATEAU............. Directeur du Service de Santé de la Marine, à Lorient.
DUPRÉ (E.) .... Professeur agrégé à la Faculté de Médecine de Paris, médecin des Hôpitaux.
FONTOYNONT .... Professeur à l'École de Médecine de Tananarive.
JAN..................... Médecin en chef de la Marine.
LAFEUILLE.............. Médecin-major de l'Armée.
LAUNAY (de) .... Ingénieur en chef des Mines, Professeur à l'École des Mines.
LECLERC DE PULLIGNY. Ingénieur en chef des Ponts et Chaussées.
LESIEUR (CH.)........... Chef des travaux d'hygiène à la Faculté de médecine de Lyon.
LEVY-SIRUGUE.......... Ancien interne des Hôpitaux de Paris.
MARCHOUX......... .... Médecin des Colonies.
MARTEL (E.-A.).......... Secrétaire général de la Société de Spéléologie.
MARTIN (L.) .... Médecin en chef de l'Hôpital Pasteur.
MASSON .... Sous-directeur de l'Assainissement de Paris.
MORAX .... Ophtalmologiste des Hôpitaux de Paris.
MOSNY (E.) .... Médecin de l'Hôpital Saint-Antoine.
NOC .... Médecin des Colonies.
OGIER (J.) .... Chef du Laboratoire de toxicologie de la Faculté de médecine de Paris.
PLANTÉ .... Médecin principal de la Marine.
RIBIERRE................ Ancien interne des Hôpitaux de Paris.
ROUGET .... Professeur agrégé à l'École du Val-de-Grâce.
SIMOND (L.) ... . Médecin des Colonies.
WURTZ (R.) . ... Professeur agrégé à la Faculté de médecine de Paris, médecin des Hôpitaux.

4652-05. — CORBEIL. Imprimerie ÉD. CRÉTÉ.

TRAITÉ D'HYGIÈNE

PUBLIÉ EN FASCICULES

SOUS LA DIRECTION DE MM.

P. BROUARDEL
PROFESSEUR A LA FACULTÉ DE MÉDECINE DE PARIS
MEMBRE DE L'INSTITUT

E. MOSNY
MÉDECIN
DE L'HOPITAL SAINT-ANTOINE

I

ATMOSPHÈRE ET CLIMATS

PAR

J. COURMONT
PROFESSEUR D'HYGIÈNE
A LA FACULTÉ DE MÉDECINE DE LYON

ET

Ch. LESIEUR
CHEF DES TRAVAUX D'HYGIÈNE
A LA FACULTÉ DE MÉDECINE DE LYON

Avec 2 planches coloriées et 27 figures dans le texte.

PARIS
LIBRAIRIE J.-B. BAILLIÈRE ET FILS
19, Rue Hautefeuille, près du Boulevard Saint-Germain

1906

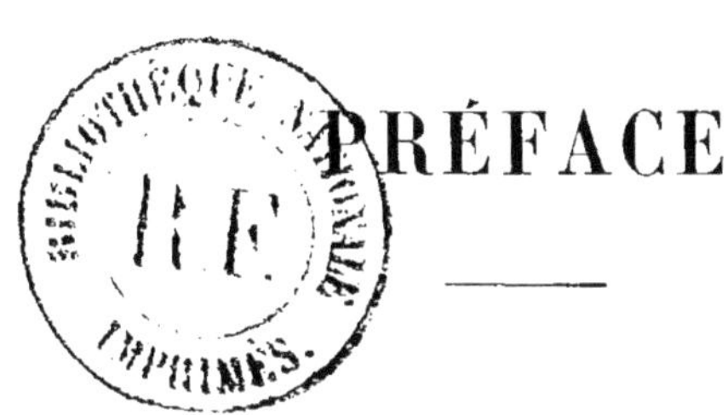

PRÉFACE

L'hygiène a, dans ces dernières années, subi des transformations si profondes, que la lecture des traités didactiques, même les plus récents, en laisse difficilement paraître l'orientation actuelle.

Elle a suivi non seulement les progrès des sciences dont elle est tributaire, mais encore l'évolution des sociétés qu'elle a pour mission de sauvegarder. C'est à cette évolution, plus encore qu'à ses progrès, que l'hygiène contemporaine est redevable de la métamorphose complète qu'elle a subie.

Les *progrès de l'hygiène* n'ont rien de bien surprenant, puisqu'ils sont la conséquence naturelle de ceux des différentes sciences dont elle est tributaire : ils n'en ont pas moins, parfois, bouleversé certaines de ses branches au point de les rendre, en quelques années, complètement méconnaissables.

Aux progrès de la physiologie, de l'anthropologie et des sciences qui s'y rattachent, de la psychologie expérimentale en particulier, l'hygiène est redevable des heureux résultats obtenus par la culture physique et intellectuelle de l'individu ; et l'hygiène individuelle ainsi transformée est, à son tour, devenue la base de l'éducation intégrale de l'enfant et de l'adolescent, et par suite le facteur essentiel de l'amélioration de la race.

A la géologie, à l'hydrologie, l'hygiène a emprunté leurs plus récentes conquêtes relatives à la constitution du sol et des nappes aquifères. Elle les met à contribution lorsqu'elle projette le captage de sources pures qu'elle destine à l'alimentation humaine, et reconnaît désormais, grâce à elles, les eaux qu'en dépit des apparences, elle sait être à la merci de toutes les contaminations.

Nous savons enfin à quel point l'hygiène bénéficie des progrès accomplis par la physique, la chimie, la mécanique, et les innombrables applications industrielles de ces sciences au génie sanitaire, lorsqu'elle fait appel aux notions qu'elle leur doit pour la construction, l'aménagement, et plus particulièrement pour l'éclairage, le chauffage, la ventilation de l'habitation salubre, pour l'épuration domestique ou collective des eaux potables, pour la destruction ou la transformation des matières usées.

Pour si remarquables qu'aient été les progrès accomplis par les diverses branches de l'hygiène, il n'en est peut-être pas de plus brillants ni de plus féconds que ceux qu'elle a réalisés dans la prophylaxie des maladies transmissibles. C'est à la bactériologie née d'hier, à l'épidémiologie qui lui doit ses notions les plus solides, que l'hygiène est redevable de ses succès dans la lutte entreprise contre la propagation de ces maladies, auxquelles elle nous laissait naguère livrés sans défense.

Les progrès rapides des sciences et de leurs applications industrielles n'ont toutefois pas toujours été l'occasion immédiate de nouvelles victoires sanitaires. L'hygiène en a parfois pâti ; mais elle n'en a jamais que momentanément souffert, sachant vite au mal opposer le remède, et changeant en succès ce qui paraissait devoir la mettre en échec.

C'est ainsi que toute industrie naissante, source d'insalubrités nouvelles, appelle toujours à sa suite l'application de nouvelles mesures d'assainissement. Chaque fraude, chaque falsification nouvelle des denrées alimentaires a pour correctif la découverte simultanée d'un nouveau procédé qui permet de la révéler. Notre expansion coloniale met-elle en péril les soldats et les colons que la métropole envoie conquérir ou exploiter les nouveaux territoires, sans tarder, l'hygiène les sauvegarde en leur enseignant à épurer les eaux d'alimentation et à détruire les moustiques.

L'hygiène, en somme, a toujours fini par triompher des causes d'insalubrité qui semblaient devoir la mettre en péril, et chaque nouvelle menace a marqué pour elle une nouvelle victoire.

* * *

L'hygiène, en ces dernières années, n'a pas seulement progressé, elle a évolué ; et plus encore qu'à ses progrès, quelque considérables qu'ils aient été, elle doit à ses nouvelles destinées, et à la transformation des moyens employés pour l'accomplir, la métamorphose qu'elle subit.

Il faut, si l'on veut saisir la signification et la portée de l'évolution de l'hygiène contemporaine, observer tout d'abord qu'elle s'est faite en des sens très différents, selon qu'il s'agissait de l'une quelconque des branches de l'hygiène, à l'exclusion de toutes les autres, ou de la science même de l'hygiène, dans son ensemble.

L'hygiène scolaire, l'hygiène industrielle, l'hygiène navale, par exemple, ont évolué chacune pour son propre compte, dans des sens souvent fort différents, et dans des proportions variables, sous la seule impulsion des progrès scientifiques ou industriels qui les tiennent plus étroitement sous leur dépendance.

C'est ainsi que l'hygiène scolaire, qui, naguère encore, n'avait pour but que de préserver l'écolier des maladies transmissibles, étend aujourd'hui son domaine et prétend participer, avec la pédagogie, à l'éducation physique, intellectuelle et morale de l'enfant. L'école actuelle ayant pour mission d'accroître la valeur sociale de l'individu par la culture raisonnée des facultés physiques, intellectuelles et morales de l'enfant, l'hygiène revendique pour elle tout ce qui concerne la santé des écoliers, non plus seulement au sens étroit de leur préservation contre les maladies transmissibles, mais au sens beaucoup plus large de leur culture physique intégrale, et de l'adaptation de leur culture intellectuelle à la capacité physique de chacun d'eux. Ainsi l'hygiène scolaire est-elle devenue, selon nos vues actuelles, la base même de la science de l'éducation, de la pédagogie physiologique.

De même que l'hygiène scolaire, mais dans un tout autre sens, et pour des raisons fort différentes, l'hygiène navale s'est, de nos jours, complètement transformée. Au temps où d'interminables traversées imposaient aux armateurs et aux commandants le devoir d'assurer, aux équipages des voiliers de la marine marchande et de la marine de guerre, une nourriture saine et abondante, pendant la longue durée de leurs croisières, l'hygiène alimentaire était la condition primordiale de la préservation de la santé des équipages. Les préoccupations dominantes de l'hygiène navale sont aujourd'hui bien différentes : la vapeur a bien rapproché les distances et diminué la durée des traversées, mais elle a transformé le navire en une véritable usine avec ses causes d'insalubrité variables à l'infini selon le type des navires et leur destination, selon qu'il s'agit de cuirassés, de torpilleurs, de sous-marins ou de transports, comme elles varient selon le type et la destination des établissements industriels. L'hygiène actuelle de la marine de guerre a beaucoup plus d'affinités avec l'hygiène industrielle qu'avec l'hygiène militaire.

Les équipages des navires à vapeur de la marine marchande sont, pour les mêmes raisons que ceux des navires de guerre, exposés aux mêmes causes d'insalubrité ; mais la sauvegarde de la santé des équipages n'est plus ici la préoccupation dominante de l'hygiène navale. Il s'agit surtout d'éviter la propagation des épidémies d'origine exotique qui se fait par les navires de commerce, principalement à l'occasion des pèlerinages de La Mecque, et par suite, d'assurer la désinfection rapide et parfaite des navires et de leur cargaison, sans porter préjudice aux intérêts commerciaux qui sont en jeu.

On voit par ces quelques exemples, — sans qu'il soit nécessaire de les multiplier, — comment chacune des diverses branches de l'hygiène s'est transformée, a évolué dans le sens où l'orientaient les sciences dont elle est plus particulièrement tributaire, les perfectionnements de leurs applications industrielles, le développement des transactions commerciales.

Ces évolutions partielles des diverses branches de l'hygiène sont, on le conçoit, variables à l'infini : légères ou profondes selon les cas ; si profondes parfois qu'il ne s'agit plus alors de simples transformations, mais bien de création véritable. Telle est l'hygiène communale qui est est née le jour où les efforts combinés de la géologie, de l'hydrologie, de la bactériologie, de la chimie ont appris à connaître, à capter, à protéger les sources, à épurer les eaux suspectes, à détruire les matières usées.

Telle est encore la prophylaxie des maladies transmissibles qui n'existe, à vrai dire, que depuis le jour où la bactériologie et les sciences qui s'y rattachent ont permis de substituer aux notions d'épidémiologie les plus vagues et parfois les plus étranges, les notions précises des virus, des agents de leur propagation et des procédés capables de les détruire. On sait à quel point la santé humaine a bénéficié de l'adduction d'eaux potables de bonne qualité, ou de la destruction des moustiques, dans la prophylaxie de la fièvre typhoïde et du choléra, du paludisme et de la fièvre jaune.

Cette esquisse des progrès de l'hygiène contemporaine et des transformations incessantes et variées que subissent les diverses branches qui la constituent, pour si rapide et si brève que nous ayons dû la faire, n'en révèle pas moins le caractère dominant d'extrême variabilité de ces évolutions partielles, toutes indépendantes les unes des autres, désordonnées en apparence, à cause de l'autonomie relative des branches de l'hygiène qu'elles concernent.

*
* *

Mais à côté de ces évolutions partielles, isolées, disparates, que chacune des diverses branches de l'hygiène accomplit pour son propre compte, la science de l'hygiène, dans son ensemble, subit une évolution dont les manifestations sont plus uniformes, la portée plus générale, et qui en modifie complètement les applications et les tendances. Ainsi voyons-nous se substituer progressivement comme but à ses efforts, le souci de la protection collective et de la préservation sociale à celui de la sauvegarde individuelle.

On aurait toutefois tort de croire que la collectivité seule absorbe toute l'hygiène, que l'hygiène individuelle a fait faillite au profit de l'hygiène collective. Le but seul s'est déplacé; et l'hygiène individuelle, au lieu d'être le but unique de nos efforts, n'est plus que le moyen par lequel nous cherchons à assurer la sauvegarde sanitaire de la collectivité, et l'avenir de la race.

Cette transformation récente de l'hygiène moderne n'est d'ailleurs pas l'œuvre du hasard : elle est la conséquence naturelle de notre évolution sociale, elle-même fonction des progrès scientifiques et du développement industriel.

Les populations rurales, agricoles, disséminées, se sont progressivement groupées en collectivités urbaines, sous l'impulsion prépondérante des nécessités industrielles, et grâce à l'extension, à la rapidité, à la facilité croissantes des moyens de communication. Ce développement incessant et rapide de la vie collective a forcément accru les risques de propagation des maladies transmissibles, les causes d'insalubrité, et par suite, la solidarité des individus au point de vue sanitaire.

Aussi bien l'une des premières conséquences de notre évolution sociale a-t-elle été la naissance et le développement rapide de l'hygiène communale : l'alimentation des collectivités humaines en eau potable, la destruction ou la transformation et l'utilisation des déchets qui en proviennent constituent, actuellement encore, les préoccupations dominantes de l'hygiène urbaine, et les problèmes les plus ardus qu'elle ait à résoudre.

Cette absorption progressive des individualités par la collectivité devait être fatalement la source de conflits sans nombre, suscités par la sauvegarde jalouse de leurs droits respectifs : telle fut précisément la cause de l'intervention tutélaire de l'État, protecteur et soutien naturel de la collectivité, arbitre des conflits entre ses intérêts et ceux des particuliers.

De là l'importance et l'extension croissantes des lois et règlements relatifs à la protection de la santé publique, et la lutte incessante entre l'administration chargée d'en assurer l'exécution et les particuliers toujours enclins à les violer. Lutte d'autant plus âpre, que l'hygiène ne peut atteindre le but qu'elle se propose qu'au prix de la restriction de la liberté individuelle, ou pour mieux dire, de la répression de la licence individuelle : la santé de chaque membre de la collectivité étant étroitement solidaire de celle de ses voisins, la prospérité de la collectivité et l'avenir même de la race étant directement subordonnés à l'intégrité de la santé publique.

Ainsi nous voyons-nous chaque jour imposer de nouvelles obligations, de nouvelles charges, opposer de nouvelles restrictions, au nom de la protection de la santé publique : obligations de la déclaration des maladies transmissibles, de la désinfection, de la vaccination et des revaccinations périodiques; réglementation du travail dans les usines ; lois protectrices de la salubrité des immeubles et de l'hygiène communale, avec toutes les charges qu'elles entraînent pour les patrons, pour les propriétaires, et en général pour tous les citoyens.

L'ingérence croissante des lois et des règlements sanitaires et de l'autorité administrative chargée de les appliquer, dans les manifestations de la liberté individuelle considérées jusqu'alors comme les plus indiscutables, est pourtant, à nos yeux, largement justifiée par l'intérêt supérieur de la race, qui précisément a pour conditions essentielles la surveillance et la protection sanitaires des individus et des collectivités. Ajoutons toutefois qu'en matière d'hygiène publique, l'intervention législative et administrative ne saurait être efficace et bienfaisante que si elle demeure au service d'une autorité scientifique indiscutable.

L'étroite solidarité des individus et des collectivités, la nécessité de l'action commune et la puissance des groupements, en matière d'hygiène, ont été récemment consacrées par la loi relative à la protection de la santé publique, dont certaines dispositions prévoient et préconisent les syndicats de communes constitués pour la sauvegarde de leurs intérêts sanitaires, comme la loi du 21 mars 1890 autorisait la constitution de syndicats de communes pour la sauvegarde de leurs intérêts financiers.

Les nations européennes s'étaient depuis longtemps d'ailleurs engagées dans cette voie, lorsqu'il y a nombre d'années déjà elles s'associèrent, se syndiquèrent pour ainsi dire dans le but d'assurer leur préservation commune contre l'importation des épidémies d'origine exotique, le choléra et la peste. Telle fut l'origine de l'institution des conseils sanitaires internationaux de Constantinople, d'Alexandrie, et des postes de surveillance et de désinfection de la mer Rouge et du golfe Persique.

*
* *

Malgré la concentration croissante des efforts de l'hygiène contemporaine sur la protection sanitaire des collectivités, malgré les succès constants de l'hygiène publique, il est incontestable que la prépondérance, chaque jour plus accusée, des groupements collectifs eut pour conséquence de favoriser au plus haut degré la dissémination de certaines maladies contagieuses comme la tuberculose et la syphilis, de développer certains vices comme l'abus des boissons alcooliques, d'accroître les conditions et les causes d'insalubrité domestique et urbaine.

Périls d'autant plus graves qu'ils menacent non seulement la société actuelle, mais sa descendance, sans qu'aucun d'eux puisse être conjuré par les mesures communément appliquées avec succès à la protection de la santé publique.

C'est pour lutter contre ces *périls sociaux* que l'hygiène, impuissante, fait appel aux sciences sociales, et leur demande de concourir avec elle à la préservation sanitaire de la race.

Cette phase nouvelle de la lutte sanitaire, cette dernière étape de l'hygiène contemporaine, constitue ce que l'on appelle l'hygiène sociale.

Cette orientation nouvelle de l'hygiène donne, au problème de l'assainissement domestique par exemple, une forme nouvelle : il ne s'agit plus désormais d'assurer simplement la salubrité matérielle de l'habitation; l'hygiène sociale porte plus haut ses vues : elle prétend exercer sur les ménages d'ouvriers l'influence à la fois moralisatrice et salutaire que l'on reconnaît à l'habitation confortable et salubre; et pour arriver à ses fins, elle fait appel à des sociétés qui, sans esprit de lucre, et grâce à certaines immunités fiscales que le législateur leur accorde, se mettent en mesure de fournir à l'ouvrier un logement salubre et peu coûteux, tout en facilitant son accession à la propriété.

C'est encore à l'intervention législative et de préférence à des mesures fiscales que l'hygiène demande leur appui dans la lutte contre l'alcoolisme qui compromet si gravement l'avenir de la race et qu'elle ne peut, réduite à ses seules ressources, combattre avec succès.

Incapable d'arrêter par les seuls moyens prophylactiques dont elle dispose les progrès incessants de la tuberculose, l'hygiène fait appel aux groupements régionaux ou corporatifs, facultatifs ou obligatoires, sociétés de secours mutuels ou caisses d'assurances, seuls capables de mettre au service de l'hygiène les ressources financières que nécessite une lutte efficace contre le *péril tuberculeux*.

Aux périls sociaux, conséquence fatale de l'évolution des sociétés modernes, l'hygiène, impuissante, se résout à opposer des mesures sociales : ainsi la voyons-nous demander leur concours lorsqu'elle se propose d'assurer la protection sanitaire intégrale de l'enfant, de l'ouvrier, de conjurer le péril vénérien, d'assurer la fécondité du mariage, de sauvegarder l'avenir de la descendance.

A l'hygiène des collectivités succède l'hygiène sociale, comme la première avait succédé à l'hygiène individuelle. Mais il est bien entendu qu'il ne s'agit là que de transformations, de progrès, d'évolution, et non pas de substitution. L'avènement de l'hygiène sociale ne marque pas la faillite de l'hygiène des collectivités; pas plus que celle-ci n'avait, à ses débuts, marqué la faillite de l'hygiène individuelle.

Il n'y a là qu'une succession de points de vue auxquels l'hygiène s'est placée tour à tour, pour envisager le but qu'elle propose à ses efforts, de nouvelles méthodes employées pour l'atteindre : points de vue et méthodes se sont déplacés, transformés, en suivant pas à pas notre évolution sociale ; mais le but est toujours resté le même : la protection sanitaire de l'individu, des collectivités, de la société.

A chaque nouvelle phase de ses transformations successives, à chaque nouvelle étape de son évolution, l'hygiène étend son domaine ; mais loin de renier son passé, de faire fi de ses conquêtes antérieures, elle les met à profit, en les adaptant à ses nouvelles destinées : l'hygiène sociale n'est que la dernière étape de l'évolution de l'hygiène moderne ; elle est le couronnement actuel de l'édifice sanitaire.

* * *

Comme cette évolution nous explique l'état actuel de l'hygiène et nous révèle ses tendances, elle est, pour l'hygiéniste, son meilleur guide dans la voie du progrès. C'est pour cela qu'en cet ouvrage nous avons, dans la succession des chapitres, respecté l'ordre évolutif de l'hygiène contemporaine.

Partant de l'individu et du milieu où il vit, nous nous sommes élevés par l'étude des collectivités de plus en plus complexes, de plus en plus différenciées, à l'étude sanitaire de la commune, à la prophylaxie des maladies transmissibles qui menacent les collectivités des divers ordres, enfin à l'hygiène sociale.

Pour traiter ces diverses branches de l'hygiène, si profondément différentes les unes des autres, nous avons fait appel aux collaborateurs les plus compétents : nous les remercions d'avoir bien voulu apporter à cette œuvre, conçue et exécutée d'un commun accord, le concours de leur science et de leur dévouement.

Paris, octobre 1905.

P. BROUARDEL, E. MOSNY.

PROGRAMME DU TRAITÉ D'HYGIÈNE

I. — LE MILIEU ET L'HOMME

I. — Atmosphère et climats.

Propriétés chimiques de l'air : air libre; air confiné.

Propriétés physiques de l'air : pression; température; luminosité ; état électrique ; ionisation ; mouvements.

Corpuscules inertes de l'atmosphère : fumées, poussières.

Corpuscules vivants de l'atmosphère.

Climatologie générale : température; hygrométrie ; pluies et neige ; vents; orages ; courants chauds des mers.

Climatologie spéciale : climats tempérés, chauds et torrides ou tropicaux, froids et polaires.

Adaptation aux climats.

II. — Le sol et l'eau.

I. — Géologie.

Principes de géologie appliquée à l'hygiène.

Rapports des couches géologiques et des nappes d'eau.

De la lecture des cartes géologiques.

Application de la géologie au captage des eaux potables.

II. — Hydrologie.

L'eau potable. Circulation des eaux souterraines. Diversité des terrains perméables. Pénétration de l'eau dans les roches. Propagation, émergences, régime, classification des eaux souterraines.

Le problème de l'eau. Caractères des bonnes eaux.

Précautions et lutte contre la pollution des eaux.

Ressources en eau : pluies, émergences, puits, cours d'eau, lacs, mer.

Recherche des eaux potables.

Mesures légales et protection des eaux potables.

III. — Le sol.

Composition chimique : éléments minéraux, organiques. Terres arables, terrains agricoles.

Propriétés physiques : température, humidité, atmosphère. Rôle fixateur du sol pour les éléments en suspension ou en dissolution dans les eaux. Premières phases de la régression de la matière organique.

Bactériologie : régression totale de la matière organique. Nitrification. Microbes du sol ; microbes pathogènes. Épidémies dites telluriques.

IV. — L'eau.

Composition chimique de l'eau de diverses provenances ; analyse chimique : technique, méthodes, procédés, résultats.

Propriétés physiques : température, couleur, transparence, expertise physique : technique, méthodes, procédés, résultats.

Hôtes vivants des eaux.

Microbes des eaux : analyses bactériologiques des eaux.

Pollution des eaux.

Épuration naturelle et artificielle des eaux.

III. — Hygiène individuelle.

1° Notions fondamentales d'anthropologie appliquée à l'hygiène : anthropologie physique ; anthropologie psychique.

2° Vêtement.

3° Toilette corporelle ; bains, douches ; bains publics.

4° Hygiène de la vue ; hygiène de l'ouïe.

5° Exercices physiques.

IV. — Hygiène alimentaire.

I. — Les aliments.

Aliments d'origine végétale, d'origine animale.

Produits tirés des animaux : lait, beurre, fromages, œufs.

Préparation des aliments.

Épices. Conserves. Boissons.

Expertise et falsifications des denrées alimentaires.

Composition qualitative et quantitative de l'alimentation journalière.

II. — Maladies d'origine alimentaire : leur prophylaxie.

Alimentation surabondante et insuffisante.

Transmission alimentaire des parasites.

Infections et intoxications alimentaires.

II. — HYGIÈNE DES COLLECTIVITÉS

V. — Hygiène de l'habitation.

I. — L'habitation privée.

1° Construction.

2° Aménagement : principes généraux de distribution intérieure; ventilation, éclairage, chauffage, alimentation en eau potable, enlèvement des ordures ménagères, vidanges.

3° Entretien.

4° Lois, décrets, règlements sanitaires relatifs aux habitations privées.

II. — Les logements collectifs.

Hôtels, garnis, asiles de nuit, prisons.

Bureaux d'administration.

Théâtres; églises et temples.

Transports en commun : voitures publiques, chemins de fer, bateaux.

VI. — Hygiène scolaire.

Les divers types d'écoles publiques et privées.

1° Bâtiments scolaires : construction, aménagement, mobilier et matériel scolaire, entretien.

2° Personnel scolaire : maîtres, élèves, serviteurs :

Prophylaxie des maladies transmissibles;

Sauvegarde sanitaire (hygiène individuelle, contrôle sanitaire);

Éducation physique, intellectuelle et morale; emploi du temps, programmes; éducation sanitaire des maîtres et des élèves;

Inspection médicale des écoles publiques et privées.

3° Lois, décrets, règlements sanitaires concernant l'hygiène scolaire.

VII. — Hygiène industrielle.

I. — Hygiène industrielle générale.

1° *L'ouvrier :* morbidité et mortalité générales dans la classe ouvrière; leurs causes générales et spéciales, et leur prophylaxie.

2° *L'industrie :* insalubrité pour le voisinage par suite de la contamination de l'air (gaz toxiques, fumées), du sol (épandage des résidus industriels), de l'eau (pollution des cours d'eau).

Insalubrité pour l'ouvrier : causes générales et spéciales.

Insalubrité pour les consommateurs (produits insalubres : couleurs, aniline, étamages, ustensiles en plomb...).

II. — Hygiène industrielle spéciale.

1° Industries dangereuses mécaniquement :

Par température (verriers),

Pression (mineurs, scaphandriers),

Poussières, fumées (boulangers, anthracose, sidérose...).

2° Industries toxiques :
Plomb, arsenic, mercure, phosphore, sulfure de carbone....

3° Industries infectantes :
Charbon, morve (mégissiers....),
Ankylostomiase (mineurs),
Œdème malin (chiffonniers),
Tuberculose (abattoirs).

III. — Lois, décrets, règlements relatifs a l'hygiène industrielle.

Protection des ouvriers.

Protection contre les industries insalubres ; établissements classés, etc...

III. — HYGIÈNE DES COLLECTIVITÉS (Suite)

VIII. — Hygiène hospitalière.

I. — L'hôpital.

1° *Hôpitaux généraux :* construction, aménagement, entretien, annexes et dépendances.

Services spéciaux d'un hôpital général : chirurgie, ophtalmologie, voies urinaires, gynécologie, laryngologie, accouchements, crèche.

2° *Hôpitaux spéciaux* pour contagieux, enfants, vieillards, aliénés. Sanatoriums. Dispensaires.

II. — Les malades.

Admission, isolement.

Discipline sanitaire, hygiène personnelle, alimentation.

Désinfection des déjections.

III. — Les gardes-malades.

Instruction professionnelle et sanitaire.

Logement, habillement, service, heures de travail...

IX. — Hygiène militaire.

I. — Les soldats.

Recrutement, réformes.

Équipements, exercices, entraînements, soins corporels, alimentation.

Pathologie et prophylaxie militaires spéciales.

II. — Les casernes. Camps. Hôpitaux militaires.

1° *Casernes et camps :* construction, aménagement, entretien, annexes et dépendances.

2° *Hôpitaux militaires :* permanents et temporaires, fixes et mobiles.

III. — Règlements et décrets relatifs a l'hygiène militaire.

X. — Hygiène navale.

I. — Marine de guerre.

1° Les navires. Divers types de navires :

Structure. Aménagement, entretien, annexes et dépendances.

2° Les marins : recrutement, réformes, équipements, alimentation.

3° Casernements et hôpitaux à terre.

4° Arsenaux, ateliers.

5° Règlements relatifs à l'hygiène de la marine de guerre.

II. — Marine marchande.

1° Les équipages des transports, bateaux de pêche, etc...

Recrutement, équipements, alimentation, soins corporels, durée du travail.

2° Les passagers : transports de troupes, émigrants, pèlerins.

3° Les navires : les divers types : transports, pêche, voiliers, vapeurs. Structure, aménagement, entretien (désinfection), annexes et dépendances.

XI. — Hygiène coloniale.

I. — Hygiène coloniale générale.

1° Militaires coloniaux et explorateurs :

a. Les hommes : Morbidité et mortalité des expéditions coloniales militaires ou d'exploration ; mesures prophylactiques.

Préparation des expéditions et explorations au point de vue sanitaire.

Habillement, équipement, alimentation.

b. L'habitation : Casernes, baraquements, campements.

c. Les malades : Hôpitaux, sanatoriums, rapatriement.

2° Colons.

3° Indigènes.

II. — Hygiène coloniale spéciale.

1° Afrique septentrionale.

2° Afrique occidentale.

3° Guyane et Antilles.

4° Madagascar.

5° Indo-Chine.

6° Nouvelle-Calédonie et possessions océaniennes.

IV. — HYGIÈNE ET SALUBRITÉ COMMUNALES

XII. — Hygiène et salubrité générales des collectivités rurale et urbaine.

1° Causes générales d'insalubrité communale.
2° Conséquences de l'insalubrité communale sur la santé des habitants.
3° Mesures générales d'assainissement communal.
4° Protection légale et administrative de l'hygiène et de la salubrité communales.

Lois, décrets, règlements relatifs à l'hygiène et à la salubrité communales. Bureaux d'hygiène, etc.

XIII. — Mesures d'assainissement spéciales aux communes rurales.

Drainage du sol; desséchement des marais, etc.

XIV. — Approvisionnement communal.

I. — Eaux potables.
Choix : qualité et quantités nécessaires.
Sources, puits; lacs, cours d'eau.
Captage. Protection.
Adduction.
Réserve : emmagasinement.
Quotité des réserves nécessaires.
Épuration urbaine des eaux potables : description des divers procédés, exposé comparatif des résultats obtenus sur l'épuration des eaux. Conséquences sur l'état sanitaire de la commune.
Distribution. Canalisation.

II. — Marchés, abattoirs, tueries particulières.
Inspection. Police sanitaire.

III. — Vacheries.
Surveillance; police sanitaire : étables et bétail.

XV. — Enlèvement et destruction des matières usées.

I. — Voirie.
Enlèvement et destruction des boues et des poussières des rues.
Urinoirs. Water-closets publics.
Fumées. Fumivorité. Odeurs industrielles.

II. — Enlèvement et destruction des ordures ménagères.

III. — Cimetières.

Inhumation et crémation.

Police sanitaire. Législation.

IV. — Vidanges.

Enlèvement, destruction, stérilisation, utilisation.

V. — Égouts.

Les divers types de canalisation.

Traitement, épuration des eaux d'égout.

V. — ÉTIOLOGIE ET PROPHYLAXIE DES MALADIES TRANSMISSIBLES

XVI. — Étiologie générale.

I. — ECLOSION DES MALADIES TRANSMISSIBLES.

1° Causes déterminantes : agents pathogènes d'origine....... { extrinsèque (milieu cosmique, animaux, homme). intrinsèque (auto-infections).

2° Causes prédisposantes :

a. immédiates concernant le.... { virus : atténuation, exaltation. terrain : immunité, prédisposition.

b. médiates et agissant sur le virus et le terrain.. { cosmiques : température, humidité, etc. sociales : habitations surpeuplées...

II. — PROPAGATION DES MALADIES TRANSMISSIBLES.

1° Conditions favorables.

a. Directes : terrain : alimentation en eau potable (épidémies d'origine hydrique), lait; transmission par l'eau; virus : conditions cosmiques (température, vents, humidité, pression).

b. Indirectes : cosmiques ou sociales favorisant la dissémination des agents de propagation des virus (puces, rats, moustiques).

2° Manifestations sporadiques.

— endémiques : conditions d'endémicité.

— épidémiques; principes d'épidémiologie : technique et exemples d'enquêtes épidémiologiques, etc.

XVII. — Prophylaxie générale.

I. — PROPHYLAXIE INDIVIDUELLE.

1° Prophylaxie de la contamination : asepsie et antisepsie corporelles. Désinfection des véhicules des contages : asepsie médicale, chirurgicale, obstétricale; stérilisation des instruments.

2° Prophylaxie de l'infection chez les sujets contaminés ou supposés tels : noculations préventives (rage, tétanos).

II. — PROPHYLAXIE COLLECTIVE.

1° Désinfection du milieu en surface et en profondeur (locaux, mobiliers).

2° Destruction ou stérilisation des virus, des matières virulentes et des agents de leur transmission.

3° Prophylaxie, chez les animaux domestiques, des maladies transmissibles à l'homme.

4° Préservation des collectivités menacées : éviction, isolement, licenciement, vaccinations préventives (diphtérie, variole, peste).

5° Intervention des pouvoirs publics dans la prophylaxie des maladies transmissibles.

III. — Prophylaxie nationale et internationale.

1° Importation des maladies transmissibles d'origine exotique.

2° Prophylaxie des maladies importées : organisation, réglementation et fonctionnement des services.

Prophylaxie nationale aux frontières françaises de terre et de mer.

Prophylaxie internationale : protection sanitaire de l'Europe.

XVIII. — Étiologie et prophylaxie spéciales.

I. — Maladies sporadiques.

1° D'origine exogène : maladies cutanées, mycoses, infections d'origine tellurique, d'origine animale, d'origine indéterminée.

2° D'origine endogène : auto-infections : staphylococcies, pneumococcies, streptococcies.

II. — Maladies endémiques.

Maladies vénériennes spécifiques, paludisme, lèpre, tuberculose.

III. — Maladies épidémiques.

1° Exanthématiques : variole, scarlatine, rougeole...

2° Non exanthématiques : diphtérie, fièvre typhoïde, dysenterie, choléra, peste, fièvre jaune, etc.

VI. — ADMINISTRATION SANITAIRE. — HYGIÈNE SOCIALE

XIX. — Administration sanitaire.

Son organisation. — Son fonctionnement en France et à l'étranger.

XX. — Hygiène sociale.

. — Définition et divisions.

II. — Introduction a l'hygiène sociale. Principes de démographie.
- 1° Démographie statique.
- 2° Démographie dynamique.

III. — Protection sanitaire de l'enfant.
- 1° Mortalité infantile.
- 2° Importance sociale de la protection sanitaire de l'enfant :
  - *a*. Protection de la première enfance.
  - *b*. Écoles maternelles.
  - *c*. L'enfant à l'école.
  - *d*. Les colonies de vacances.
  - *e*. Les sanatoriums pour enfants débiles ou malades.
  - *f*. Les devoirs des parents et les droits de l'État dans la protection sanitaire de l'enfant.

IV. — Protection sanitaire de l'ouvrier.
- 1° Etude générale des causes de la mortalité ouvrière :
  - Causes domestiques.
  - Causes professionnelles générales et spéciales.
- 2° Prophylaxie. Repos du dimanche. Jardins ouvriers. Réglementation du travail. Assurances et mutualités.

V. — La salubrité de l'habitation.
- 1° L'habitation insalubre, facteur de misère sociale :
  - Surpeuplement, morbidité, responsabilité des propriétaires.
  - Casier sanitaire, assurance sanitaire des maisons.
  - Intervention légale et administrative.
- 2° L'habitation salubre, facteur de prospérité sociale.
  - Habitations salubres à bon marché.

VI. — La salubrité communale.
- 1° Insalubrité communale, totale ou partielle : villes, villages, quartiers, rues, maisons insalubres. Témoignages de l'insalubrité.
- 2° Causes sociales de l'insalubrité communale totale ou partielle.
- 3° Prophylaxie sociale de l'insalubrité communale. Avantages économiques des travaux d'assainissement communal.
  Syndicats de communes.

VII. — Les maladies sociales et leur prophylaxie.
- 1° Définition. Généralités.

2° Étude spéciale des maladies sociales : lèpre, alcoolisme, maladies vénériennes, tuberculose.

VIII. — But social de l'enseignement de l'hygiène.

1° Généralités. But de cet enseignement. Son organisation. Conditions de son efficacité.

2° Application : instruction des femmes s'adressant aux mères et aux ménagères.

Instruction de l'enfant.

Instruction dè l'adulte.

IX. — Participation des pouvoirs publics, des collectivités et de l'initiative privée a l'hygiène sociale.

1° Pouvoirs publics : État, département, commune.

2° Collectivités corporatives et régionales : facultatives (mutualités) et obligatoires (caisses d'assurances).

3° Initiative privée : patrons; chefs d'ateliers, d'administrations privées.

TRAITÉ D'HYGIÈNE

PUBLIÉ SOUS LA DIRECTION DE

MM. P. BROUARDEL et E. MOSNY

ATMOSPHÈRE

PAR

JULES COURMONT

Professeur d'hygiène à la Faculté de médecine de Lyon.

La vie, animale ou végétale, telle qu'elle se manifeste sur notre planète, a des exigences qui nécessitent une atmosphère ambiante de composition à peu près fixe. Des modifications, même peu accusées, entraînent la maladie ; des variations un peu plus étendues causent la mort. L'étude de l'atmosphère terrestre, de sa composition, des variations naturelles de celle-ci, de ses pollutions accidentelles ou résultant de la vie elle-même, a donc, pour l'hygiéniste, un intérêt de premier ordre.

L'homme fait passer dans ses poumons environ 10 000 litres d'air par jour, soit plus de 400 litres par heure ; l'hémoglobine du sang fixe, à chaque respiration, une grande quantité d'oxygène, tandis que de l'acide carbonique, de la vapeur d'eau sont rejetés. Est-il besoin d'insister davantage sur l'importance de la composition de l'air pour la vie animale, et sur la nécessité de sa purification naturelle ?

Les plantes vertes, grâce à la chlorophylle, fixent l'oxygène de l'air, pendant la nuit, pour rejeter de l'acide carbonique, et inversement, pendant le jour, elles décomposent ce même acide carbonique, pour faire provision de carbone, en exhalant de l'oxygène. Il y a là un remaniement incessant, qui corrige les pollutions animales et rétablit l'équilibre.

Toute combustion, même en dehors de la vie animale ou végétale, exige une certaine quantité d'oxygène; elle engendre de l'acide carbonique et d'autres gaz toxiques : autre source de pollution gazeuse, que les plantes doivent tarir.

L'air est aussi une prodigieuse réserve d'azote, l'élément le plus précieux de nos tissus, puisqu'il est le fondement de la matière protéique, de l'albumine; mais, cet azote ne paraît pas servir directement à cette édification; les plantes doivent d'abord l'assimiler, œuvre en partie microbienne.

La composition chimique de l'air (air libre, non confiné, à la pression de 0,76) est, contrairement à ce qu'on pourrait supposer, assez constante dans ses éléments principaux. Les impuretés sont rapidement détruites, la proportion d'oxygène est presque invariable. Sans cela, la vie, privée de son aliment le plus indispensable, serait impossible.

La composition chimique de l'air confiné (mines, usines, habitations, etc.) est au contraire fort variable; son étude est un gros chapitre de l'hygiène.

Mais, à côté de la composition chimique (proportion des éléments normaux, présence d'éléments anormaux), il y a les qualités physiques (température, pression, etc.), qui formeront un chapitre non moins important. La climatologie s'y rattache directement.

Enfin, l'air contient des particules solides, des poussières et surtout des microbes, dont plusieurs sont pathogènes : autre chapitre qui se rattache à la contagion à l'infection, à l'épidémiologie.

Nous étudierons tous ces points successivement.

I. — PROPRIÉTÉS CHIMIQUES DE L'AIR.

Il est indispensable de distinguer l'air extérieur, *libre*, et l'air des espaces fermés et habités, l'air *confiné*.

I. — L'AIR LIBRE. COMPOSITION ET VARIATIONS NATURELLES.

Au point de vue chimique, l'air est un simple mélange de gaz (1); il n'y a pas de combinaison.

I. — Éléments normaux.

Voici les gaz qui entrent normalement dans sa composition ; nous indiquerons les limites et les causes de leurs variations naturelles; nous esquisserons leur importance hygiénique.

(1) En 1877, Cailletet a obtenu la *liquéfaction* de l'air (compression et détente brusque). C'est un liquide incolore qui bout à — 192°, à la pression atmosphérique. On peut le produire industriellement (Linde). Il se solidifie à — 225° (Wroblewski, 1884).

A. ***OXYGÈNE***. — **Proportions**. — On admet, depuis Lavoisier, Dumas et Boussingault, que l'oxygène entre dans la composition de l'air dans la proportion de 21 volumes contre 79 d'azote, soit, en poids : 23,01 p. 100.

Nous ne nous occuperons pas des *procédés de dosage* (expertise), renvoyant pour cela aux traités classiques de chimie.

Variations naturelles. — On s'attendrait, après ce que nous avons dit plus haut sur le rôle primordial joué par l'oxygène dans les combustions, dans la vie animale ou végétale, à ce que ce chiffre de 21 p. 100 soit, en raison de la formidable consommation journalière de ce gaz sur la terre, une moyenne fournie par des chiffres fort éloignés suivant les circonstances. Il n'en est rien, si on considère l'air libre à la pression ordinaire de 0,76. Les résultats de très nombreuses analyses faites dans le centre des plus grandes villes, à la campagne, sur mer, sur les sommets des montagnes, oscillent seulement entre 20,86 et 20,99 (Regnault), ce qui constitue des variations insignifiantes.

Il faut se placer dans des conditions tout à fait spéciales pour obtenir d'autres chiffres. L'air puisé sur des flaques d'eau à végétation luxuriante peut, grâce à la décomposition très active de l'acide carbonique, contenir jusqu'à 23,67 p. 100 d'oxygène (Morren). Dans certaines grottes, dans des mines (absorption par les pyrites), la proportion d'oxygène peut, au contraire, descendre à 14,53 (Moyle) et même 9,6 (Leblanc). Sur les hautes montagnes, à plus de 2 000 mètres, la proportion d'oxygène diminue beaucoup (Lewy).

Propriétés. — **Rôle**. — Nous avons déjà parlé du rôle de l'oxygène dans la nature. Sans oxygène, la vie est impossible (sauf pour quelques microbes anaérobies).

Au point de vue spécial de l'homme, le travail est encore possible dans une atmosphère ne contenant que 15 p. 100 d'oxygène ; tout séjour est impossible si la proportion tombe à 10 p. 100.

Par contre, un excès d'oxygène est également nuisible ; l'oxygène pur est toxique, comme l'a montré Paul Bert. Sa dilution dans l'azote est donc nécessaire à la vie.

On connait les propriétés de l'*eau oxygénée*.

L'homme au repos consomme 20 à 25 litres d'oxygène par heure, soit plus de 500 litres par jour. L'homme qui travaille en absorbe plus de 700 litres (Voit et Pettenkofer).

A propos des applications thérapeutiques de l'oxygène (ballons d'oxygène dans l'asphyxie), rappelons les expériences de Mosso sur l'emploi de l'oxygène comprimé. Des chiens, des lapins peuvent vivre dans une atmosphère contenant 6 p. 100 d'oxyde de carbone si l'oxygène y atteint deux atmosphères ; l'oxygène, simplement dissous dans le plasma, suffit alors à la respiration. Un singe intoxiqué par l'oxyde de carbone a pu être ramené à la vie par un séjour d'une demi-heure dans l'oxygène comprimé à deux atmosphères.

B. ***AZOTE***. — **Proportions**. — L'azote passait, jusqu'en 1894, pour être associé à l'oxygène dans la proportion de 79 volumes p. 100 (en poids : 76,99 p. 100). On verra plus loin que cette proportion est légèrement exagérée.

Nous renvoyons aux traités de chimie pour le *dosage* (expertise) ; l'azote étant d'ailleurs compté comme occupant la place laissée libre par les autres gaz.

Variations naturelles. — Ses variations naturelles sont absolument insignifiantes.

Propriétés. — **Rôle**. — L'azote a un rôle modérateur vis-à-vis de l'oxygène, puisque la dilution de ce dernier est nécessaire. En général, il est considéré comme un gaz inerte au point de vue animal. Est-ce bien sûr ? Rien, en tout cas, ne prouve qu'il soit directement utilisé par l'animal, bien qu'il représente l'élément le plus précieux de notre protoplasma (matières protéiques, azotées, quaternaires). N'admettons donc que son rôle passif de gaz inerte, non directement assimilable. Espérons qu'un jour la chimie nous apprendra à puiser nos matériaux azotés, notre albumine, dans l'atmosphère qui constitue une réserve inépuisable du plus précieux des éléments.

Ce sont les plantes qui, directement (1), ou surtout indirectement (microbes nitrificateurs), utilisent l'azote de l'air (naturel ou provenant d'ammoniaque, etc.), et le rendent assimilable pour les animaux.

La vie animale serait-elle possible si, à l'azote de l'air atmosphérique, on substituait l'hydrogène? Marcacci (1905) a montré que si on substituait de l'hydrogène à l'azote, la respiration s'accélère, la mort survient avec refroidissement (soustraction de calorique par H).

C. ***ACIDE CARBONIQUE***. — **Proportions**. — L'acide carbonique existe dans l'air en assez faible quantité (0,03 à 0,04 pour 100 volumes).

Pour Hanriot et Pecoul (1898), A. Gautier, Haller et A. Carnot (1902), la proportion serait plus considérable si on se sert de procédés plus précis d'analyse.

Nous laissons de côté les *procédés de dosage* (expertise), qu'on trouvera dans les ouvrages de chimie.

Variations naturelles. — Ses variations naturelles sont minimes. A Montsouris, en six ans, la moyenne a été de 0,0314 p. 100, soit $31^{lit},40$ par 100 mètres cubes, et l'écartement entre les deux chiffres extrêmes n'a été que de 0,0016 p. 100, soit $1^{lit},6$ par 100 mètres cubes. A la campagne, cent analyses de Reiset ont donné

(1) Quelques plantes (petits pois, luzerne) prennent directement l'azote à l'atmosphère grâce à des nodosités des racines (Hellriegel et Wilfarth) dues à certains microbes (Laurent et Schlœsing fils, Winogradsky).

une moyenne de 0,0292. La lumière, l'altitude, la sécheresse tendent à diminuer la proportion de CO^2 de l'atmosphère (A. Lévy). C'est ainsi que l'acide carbonique est plus abondant la nuit que le jour.

Les cadavres dégagent de l'acide carbonique, ainsi que de l'ammoniaque. L'air des cimetières, au ras du sol, peut contenir jusqu'à 9 p. 1000 de CO^2 (Ramon de Lunas). Les cimetières doivent donc être éloignés des habitations.

Carbone. — L'acide carbonique n'est pas la seule source de *carbone* de l'air ; il y a encore des carbures, de l'oxyde de carbone, etc. Si on recherche le carbone seul, les variations sont plus considérables. A. Gautier a dosé le carbone dans 100 litres d'air puisé en différents endroits et a trouvé les chiffres suivants : Paris, $30^{mg},25$; à la campagne, $3^{mg},44$; au sommet des Pyrénées, à plus de 2 000 mètres, $0^{mg},66$; en pleine mer, traces. L'atmosphère des villes contient donc infiniment plus de carbone que celui des campagnes ; on peut considérer le carbone comme une véritable impureté, due à l'industrie et à l'agglomération animale.

Origine. — La faiblesse et la fixité de cette teneur de l'atmosphère en CO^2 paraît, au premier abord, tout à fait extraordinaire, quand on considère les nombreuses sources de production de ce gaz. Il suffit de les énumérer : 1° respiration animale ; 2° respiration nocturne des végétaux ; 3° combustions naturelles lentes du sol (surtout ; peut-être, la source des neuf dixièmes de CO^2 de l'atmosphère — Poggendorf) ; 4° combustions artificielles ; 5° fermentations des couches superficielles ; 6° transformation des carbonates ; 7° eaux minérales ; 8° volcans et fissures (grotte du Chien de Pouzzoles, etc. ; etc.).

Régulation. — Rôle de la chlorophylle. — La régulation se fait surtout grâce à la respiration diurne des plantes vertes ; la chlorophylle, sous l'action de la lumière, s'empare du CO^2, assimile le carbone et rejette l'oxygène. Sans la chlorophylle et sans le soleil, l'atmosphère serait bientôt irrespirable. N'oublions pas cependant d'autres moyens de destruction de l'acide carbonique : absorption par le sol (Fodor), par les carbonates de l'eau de mer qui peuvent se transformer en bicarbonates si l'atmosphère est très riche en CO^2 (Schlœsing), entraînement par les pluies, etc.

Insistons donc, en passant, sur l'*importance de premier ordre de la végétation pour l'assainissement de l'atmosphère.* L'existence, dans les agglomérations urbaines, de jardins, de parcs, d'arbres le long des principales rues, ne constitue pas seulement un ornement et un élément de gaîté ; elle est indispensable pour la salubrité de la cité et l'hygiène publique. On sait que de louables efforts ont été tentés, ces derniers temps, surtout par l'*Alliance d'Hygiène sociale*, par Letulle, etc., pour que le démantèlement des fortifications des grandes villes (à Paris notamment) soit l'occasion de la création de jardins ouvriers, de parcs d'assainissement et de jeux pour les enfants des quartiers pauvres. C'est là une tentative excellente, qu'une loi devrait rendre obligatoire pour les municipalités.

D'une façon générale, on ne saurait trop recommander à celles-ci de multiplier les arbres, partout où cela est possible : c'est un des meilleurs modes d'assainissement, c'est une source d'oxygène. L'habitation humaine devrait, en principe, être entourée d'arbres et de plantes ; rapprochons-nous autant que possible de cet idéal.

Propriétés. — L'acide carbonique est lourd ($D = 1{,}52$) ; il se collecte dans les parties basses (grotte du Chien de Pouzzoles, mines, etc.). Il est très soluble dans l'eau (180 volumes dans 100 d'eau, à 0°, ou plus sous pression ; il s'échappe à mesure que la température s'élève) : d'où l'existence fréquente d'eaux minérales gazeuses.

Rôle. — L'homme exhale en moyenne 15 à 20 litres de CO^2 à l'heure, et souvent plus.

L'acide carbonique n'est pas très toxique : on peut vivre dans une atmosphère contenant 10 p. 1 000 de ce gaz (proportion qui éteint la flamme) ; il faut 30 p. 1 000 de CO^2 pour rendre l'atmosphère toxique et jusqu'à 50 p. 100 pour amener l'asphyxie si on renouvelle l'oxygène (Richet et Langlois). Nous en reparlerons à propos de l'air confiné.

D. ***OZONE***. — L'ozone (Schönbein) est un état allotropique de l'oxygène, une condensation de la molécule qu'on peut représenter par la formule

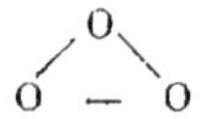

$$\begin{array}{ccc} & O & \\ / & & \backslash \\ O & - & O \end{array}$$

et qui se produit sous l'influence des effluves électriques de l'atmosphère, surtout pendant les tempêtes au-dessus de l'Océan. C'est un corps extrêmement instable, comme le fait prévoir la formule ci-dessus, par conséquent un oxydant énergique, même à froid.

Nous renvoyons aux traités de chimie pour les procédés de recherche et de *dosage*.

L'ozone est un gaz incolore, à odeur phosphorée.

Proportions. — La moyenne des analyses faites, pendant vingt-deux ans, à Montsouris, donne $1^{mg},7$ dans 100 mètres cubes, avec les deux chiffres extrêmes suivants : 0,9 et 4,3.

Variations naturelles. — Les variations sont faibles et surtout saisonnières ; le maximum se rencontre en mai, juin, juillet, le minimum en novembre, décembre, janvier. On a voulu aussi prévoir le temps par le dosage de l'ozone (M. Davy) ; les chiffres maxima siègent en général au-dessous de la ligne des bourrasques.

L'*ozonométrie*, d'après Flügge, serait plus utile que la recherche de l'acide carbonique pour indiquer la pollution de l'atmosphère ; l'ozone est toujours en proportion inverse des matières organiques, ce qui se comprend facilement, ce gaz étant, par ses propriétés oxydantes, un destructeur énergique de la matière organique et des produits volatils organiques de la putréfaction (Gärtner).

Propriétés. — Rôle. — L'ozone est-il directement utile à la santé? On l'ignore. Il est bactéricide surtout à l'humidité (Ohlmüller), mais à des doses (20 milligrammes par litre, Flügge) bien supérieures à celles contenues dans l'atmosphère et voisines de celles incompatibles avec la vie humaine (l'air est irrespirable s'il contient $0^{gr},05$ d'ozone par litre). Il n'y a donc rien d'étonnant à ce que la richesse de l'atmosphère en ozone n'ait aucun rapport avec les épidémies.

En somme, l'ozone est un corps fort intéressant pour l'hygiéniste. On le retrouvera notamment au chapitre de la *purification des eaux*, de la *rectification des alcools*, du *blanchiment des étoffes*. On sait le produire industriellement par l'étincelle électrique. Mais son rôle direct dans l'atmosphère, en dehors de la destruction des matières organiques, nous est encore fort mal connu.

E. ***ARGON ET AUTRES GAZ MAL CONNUS.*** — En 1895, lord Rayleigh et Ramsay ont découvert, dans l'atmosphère, la présence d'un nouveau gaz, qu'on confondait jusqu'alors avec l'azote, le chiffre de l'azote étant donné dans les analyses par soustraction des autres gaz connus. La proportion est faible et assez fixe (0,932 à 0,935 pour 100 volumes — Moissan); c'est autant d'azote à diminuer du total.

Ce gaz est dense, soluble dans l'eau. On ignore son rôle en hygiène atmosphérique.

Ramsay a encore isolé d'autres gaz : *néon*, *crypton*, *métargon*, *hélion*, *xénon*, que nous ne ferons que citer.

F. ***VAPEUR D'EAU.*** — La vapeur d'eau est constante dans l'atmosphère, grâce à l'évaporation qui se produit, sous l'influence de la chaleur, aux dépens des masses d'eau (mers, lacs, etc.). Condensée par refroidissement, elle retombe en pluie, neige, grêle, brouillard.

Proportions. — Contrairement à celle des éléments précédents de l'atmosphère, la proportion de la vapeur d'eau dans l'air est excessivement variable : il y en a fort peu dans les pays de désert et privés de pluies ; il y en a beaucoup dans nos régions par les températures chaudes. En moyenne, on trouve 5 à 16 p. 1000 de vapeur d'eau dans l'atmosphère.

Variations naturelles. — L'étude de ses variations naturelles constitue l'*hygrométrie* et a une très grande importance pour l'hygiène. Elle trouvera sa place en *Climatologie* (p. 75). Il n'est pas douteux que la richesse de l'atmosphère en vapeur d'eau a une influence manifeste sur les maladies humaines.

II. — Éléments gazeux accidentels.

L'air *libre* contient encore, par pollution, d'autres gaz qui, sans être constants, sont cependant habituels.

A. ***AMMONIAQUE.*** — L'ammoniaque provient des décompositions organiques qui se produisent continuellement à la surface du sol (Fodor) et aussi des évaporations marines (Boussingault, Schlœsing). On en trouve en moyenne 1 à 5 milligrammes par mètre cube. Cette quantité est inoffensive. On sait comment les microbes nitrificateurs (Winogradsky) transforment l'ammoniaque en nitrates et en nitrites dont l'azote est directement assimilable par les plantes.

Dans l'eau de pluie d'orage, la proportion est plus forte.

B. ***ACIDE NITRIQUE.*** — On rencontre habituellement 0,3 à 7 milligrammes d'acide nitrique dans 100 mètres cubes d'air, mais, dans l'eau de pluie (l'acide nitrique paraît se former pendant les orages), on en trouve jusqu'à 6 milligrammes par litre.

On a vu, à propos de l'ammoniaque, l'origine des nitrites et des nitrates du sol. Il faut y ajouter les nitrates d'ammoniaque de l'air.

Ces corps intéressent peu l'hygiéniste à ces doses qui ne sont jamais dépassées dans l'air libre.

C. ***IODE.*** — Existe-t-il à l'état libre comme le croyait Chatin ? A. Gautier croit qu'il existe sous forme fixe, organique, insoluble dans l'eau. Il proviendrait des algues, lichens, mousses, spores en suspension dans l'atmosphère.

L'air marin contient 13 fois plus d'iode que celui de Paris.

Garrigou a confirmé l'absence d'iode libre ou de gaz iodés dans l'atmosphère. L'étude de l'iode atmosphérique devrait donc prendre place à côté des poussières, etc.

D. ***AUTRES CORPS.*** — On trouve encore (Peclet, Ebelmenn, Scheurer-Kestner, Meunier et Chandlair, Roberts) dans l'atmosphère libre : des carbures d'hydrogène (marais, cimetières, mines), de l'hydrogène sulfuré, des acides gras volatils, du chlore, de l'acide chlorhydrique, des acides sulfureux et sulfurique (1) (combustion de la houille dans les villes industrielles), de l'oxyde de carbone, des chlorures (jusqu'à $0^{mg},022$ de NaCl par litre d'air marin — A. Gautier), de l'aldéhyde formique (1 à 5 cent-millièmes en poids — Henriet), des produits volatils organiques.

D'après Armand Gautier (1905), l'aldéhyde formique existe dans tous les foyers de combustion, surtout ceux utilisant le bois (hêtre, chêne, sapin). Ce sont donc les *fumées* qui répandent ce gaz dans l'atmosphère des villes. Sur mer, il n'existe pas (A. Levy et Henriet).

Si on brûle, chaque année, à Paris, 3 millions de tonnes de combustible, la production d'aldéhyde formique atteint, de ce fait, 1 million de kilogrammes, c'est-à-dire une quantité supérieure à celle de toutes les fabriques réunies.

La dilution rend probablement ce gaz inoffensif, sauf accumulation

(1) Jusqu'à 2 centimètres cubes par mètre cube à Lille (Laduveau). L'air est alors assez acide pour faire virer le papier de tournesol bleu.

autour de certains foyers. On sait que le formaldéhyde est très toxique.

II. — L'AIR CONFINÉ. SA RÉGÉNÉRATION.

Jusqu'à présent nous n'avons parlé que de l'air *libre*. Il faut dire quelques mots :

1° De l'air simplement *confiné*, c'est-à-dire contenu dans des espaces clos habités et se renouvelant insuffisamment, simplement modifié dans sa composition ; c'est le cas spécialement des appartements, des théâtres, des usines, etc. ;

2° De l'air confiné et pollué par des gaz toxiques autres que les éléments normaux : gaz du chauffage, des usines, etc.

I. ***AIR SIMPLEMENT CONFINÉ***. — Un homme adulte fait pénétrer en moyenne 417 litres d'air par heure dans ses poumons ; il absorbe 20 à 25 litres d'oxygène et exhale 15 à 20 litres de CO^2. Si nous admettons qu'une chambre reste fermée pendant huit heures (par exemple pendant le sommeil), et que l'air ne s'y renouvelle pas, il faudrait qu'elle eût environ 30 mètres cubes. Il est vrai que le renouvellement de l'air se fait toujours plus ou moins, même sans ventilation artificielle assurée. Ces chiffres donnent cependant une idée de l'usure de l'atmosphère par la respiration humaine.

Il faut ajouter la vie animale (chiens, etc., assez fréquents dans les appartements), la respiration nocturne des plantes vertes, le chauffage qui absorbe de l'oxygène, rejette du CO^2 et parfois de l'oxyde de carbone, les émanations des water-closets, la fumée du tabac, etc., pour se rendre compte de la différence qui doit séparer l'air *confiné* de l'habitation humaine et l'air libre.

Ces inconvénients sont portés au maximum dans les théâtres, les amphithéâtres de cours, et tous les locaux surpeuplés. C'est encore pire dans les usines dont l'atmosphère est en outre surchargée de produits industriels plus ou moins toxiques.

Considérons l'air simplement confiné, c'est-à-dire mal renouvelé, mais sans adjonction de produits toxiques spéciaux.

L'oxygène s'abaisse parfois à 15,16 p. 100 et même moins ; l'acide carbonique monte jusqu'à 10 p. 1 000 dans les théâtres. Nous sommes loin de la composition de l'air libre. Ajoutons la vapeur d'eau en quantité considérable, les éléments volatils de la transpiration (ammoniaque, acides gras, etc.), l'hydrogène sulfuré du tube digestif, etc.

En outre, l'air expiré contient-il, comme le croyaient Brown-Sequard et d'Arsonval, un alcaloïde volatil (l'anthropo ou zootoxine) extrêmement toxique ? L'air expiré, même privé du CO^2, serait-il mortel (expériences sur le lapin) ? Rien n'est moins démontré, malgré certaines expériences confirmatives.

Formanek a bien obtenu la mort des lapins, mais n'a pu constater l'existence de l'alcaloïde; il s'agissait simplement, dans les expériences de Brown-Sequard, d'ammoniaque en grande quantité, provenant non de la respiration, mais des excrétions. Le problème est donc ramené à la simple perturbation de la proportion des éléments normaux de l'air.

Il faut distinguer deux cas. Dans un premier, celui d'une salle de spectacle, l'air est rapidement vicié : c'est l'intoxication aiguë. On observe d'abord du malaise, de la céphalalgie, des vertiges, de la dyspnée, avec nausées et même syncopes. Si l'asphyxie continue, surviennent des douleurs, des sueurs, de la soif, du délire et enfin la mort. C'est le tableau classique de l'*asphyxie*. On connaît de nombreux exemples de prisonniers asphyxiant ainsi jusqu'à la mort; on cite le fait fameux des assises d'Oxford où juges, spectateurs, accusés moururent asphyxiés.

Quelle est la cause de cette asphyxie? Elle est double : manque d'oxygène et doses toxiques d'acide carbonique qui influence les centres bulbaires. En réalité, le manque d'oxygène est plus important que la richesse en acide carbonique. L'expérimentation a montré que la respiration reste normale tant que la proportion d'oxygène atteint 15 p. 100 ; à 7,5 p. 100, la dyspnée s'établit; à 4,5 p. 100, elle est très vive; à 3 p. 100, l'asphyxie commence.

Il y a une certaine accoutumance. Un homme, un animal, entrant brusquement dans une atmosphère confinée, asphyxiera plus vite que ceux qui s'y sont graduellement habitués.

A côté de l'intoxication aiguë (asphyxie), il y a, bien plus intéressante pour l'hygiéniste, l'intoxication chronique, lente, des logements, locaux, usines, mal aérés, mal ventilés. L'attention n'est pas attirée; l'empoisonnement est lent, insidieux ; la santé s'altère assez rapidement : c'est le cas de beaucoup de logements et d'ateliers insalubres. Socialement, ces cas sont bien plus graves, parce qu'ils passent inaperçus et parce que le remède n'est autre que la mise à l'ordre du jour de toute la question des logements ouvriers.

L'air confiné, c'est le développement anormal de l'enfant, la chlorose de la jeune fille, la phtisie pulmonaire de l'adolescent, sans parler de tous les troubles généraux de la santé.

Ces courtes réflexions ne sont qu'une introduction aux chapitres, qui seront écrits ailleurs, sur l'*Habitation*, la *Ventilation*, etc.

Régénération de l'air confiné. — Si la nature se charge de purifier l'air libre et de le maintenir à un état de composition assez fixe, l'homme doit s'inquiéter de purifier artificiellement l'air confiné. Jusqu'à ces derniers temps, ce problème était celui de la ventilation et de l'aération des appartements et des usines. Actuellement, la découverte des *sous-marins*, la nécessité de régénérer sur place l'air confiné, sans pouvoir s'adresser à l'air libre, a conduit à rechercher un moyen chimique de purification, qui réponde aux trois conditions suivantes : 1° produire l'oxygène nécessaire, sans excès ; 2° absorber ou détruire l'acide carbonique ; 3° détruire les substances toxiques et volatiles éliminées par l'organisme. C'est, en somme, la *régénération de l'air confiné* qu'il fallait trouver.

Regnault et Reiset avaient montré que si on absorbe par la potasse l'acide carbonique éliminé et si l'on remplace l'oxygène à mesure qu'il est consommé, une quantité limitée d'azote peut servir indéfiniment à la respiration d'un même animal. D'Arsonval a alors indiqué un moyen de produire, automatiquement et à froid, l'oxygène nécessaire à un animal, tout en réglant sa production d'après la dépression déterminée par l'absorption simultanée de l'acide carbonique. De la chaux sodée fixe l'acide carbonique. Un récipient rempli à moitié d'acide chromique, communiquant par un tube capillaire avec un récipient extérieur contenant de l'eau oxygénée, attire, par la dépression que produit l'absorption de l'acide carbonique, quelques gouttes d'eau oxygénée qui tombent sur l'acide chromique et dégagent de l'oxygène. L'acide chromique oxyde aussi les produits toxiques. Ce dispositif, expérimentalement excellent, n'est pas utilisable en pratique.

MM. Desgrez et Balthazard, dans le laboratoire de Bouchard, ont, en 1899, résolu le problème. Ils ont employé le *bioxyde de sodium* (Na^2O^2), connu depuis 1862. Ce corps se décompose à froid, sous l'action de l'eau seule (1), en produisant de l'oxygène d'une part, et, de l'autre, un alcali puissant, la soude, qui fixe l'acide carbonique à mesure qu'il se produit ; en même temps, le bioxyde de sodium est un oxydant énergique qui détruit les substances volatiles organiques.

En pratique, les gaz éliminés par la respiration sont insuffisants pour faire produire au bioxyde une quantité suffisante d'oxygène ; il ne suffit donc pas de mettre sous une cloche un être vivant et du bioxyde ; l'oxygène fourni n'équivaudrait qu'aux deux tiers de l'acide carbonique expiré, alors qu'on doit absorber un volume d'oxygène légèrement supérieur à celui de l'acide carbonique expiré. Il faut ajouter de l'eau, avec un système régulateur. Grâce à ce dispositif, l'animal ou l'homme peuvent vivre *indéfiniment* dans le même air confiné.

Les auteurs ont fait connaître, en 1902, l'appareil pratique destiné à l'homme (fig. 1) et que peuvent utiliser les hôtes des sous-marins, les pompiers, les mineurs, les égoutiers, etc.

Cet appareil comprend trois parties essentielles :

1° Un distributeur, chargé d'assurer la chute régulière du bioxyde de sodium dans l'eau ; c'est une boîte en acier contenant dix tablettes

(1) Une molécule de bioxyde réagit sur une molécule d'eau en donnant, avec dégagement de chaleur, deux molécules de soude et un atome d'oxygène : $Na^2O^2 + H^2O = 2NaOH + O$.

chargées de bioxyde de sodium qu'un mouvement d'horlogerie fait déclencher à intervalles réguliers ;

2° Une deuxième boîte en acier contenant de l'eau qui reçoit le bioxyde versé par les tablettes (production d'oxygène et de soude) ;

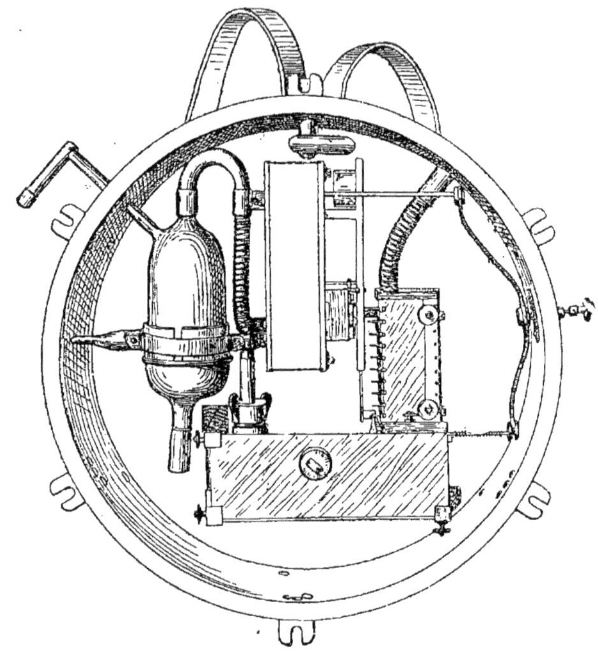

Fig. 1. — Appareil portatif de Desgrez et Balthazard pour la régénération de l'air confiné à l'aide du bioxyde de sodium.

3° Un petit ventilateur, mis en mouvement par un petit moteur électrique, actionné par le mouvement d'horlogerie, qui assure le mélange.

Un récipient de chlorure de méthyle produit la réfrigération de l'air ainsi régénéré.

Toutes ces pièces sont réunies dans une boîte en aluminium hermétiquement fermée que l'homme porte sur le dos et qui est en communication avec le casque de scaphandrier et la veste.

L'appareil doit être mis en marche sans aucun retard et de l'extérieur, c'est-à-dire par une autre personne. Il fonctionne utilement au bout de deux minutes. Il pèse 12 kilogrammes. Il permet un séjour de trois quarts d'heure dans l'air confiné (150 grammes de bioxyde de sodium et 200 grammes de chlorure de méthyle).

On le voit, l'appareil est assez délicat : c'est, en tout cas, une voie ouverte aux chercheurs.

II. *AIR CONFINÉ ET POLLUÉ DE GAZ TOXIQUES*. — Nous avons déjà vu que l'air libre peut contenir une série de gaz anormaux et toxiques, mais ceux-ci ne prennent d'importance que dans l'air confiné.

Nous renvoyons immédiatement aux chapitres concernant l'*Eclairage* et le *Chauffage* pour les intoxications si fréquentes par l'*oxyde de carbone* et le *gaz d'éclairage*. Nous n'avons qu'à signaler ces dangereux toxiques de l'air confiné des habitations.

Nous renvoyons à l'*Hygiène industrielle* pour l'étude des gaz (acides sulfurique, chlorhydrique, acides volatils, sulfure de carbone, mercure, etc.) provenant des usines et la connaissance des moyens de les rendre inoffensifs. On y parlera des odeurs industrielles qui peuvent rendre l'atmosphère inhabitable à plusieurs kilomètres à la ronde.

On lira, aux chapitres consacrés à l'*Evacuation des matières usées*, que l'air des fosses d'aisances est spécialement impur. Voici une analyse de M. Lévy :

Oxygène	2
Azote	94
CO^2	4

sans parler de l'hydrogène sulfuré, du sulfhydrate d'ammoniaque, de l'hydrogène carboné, des produits organiques volatils et fétides. On verra que les fosses devraient être supprimées ; elles doivent, en tout cas, être ventilées.

On verra aussi la composition de l'air des *égouts*, des *caveaux funéraires*, etc. Nous ne saurions faire autre chose que de renvoyer à ces chapitres.

II. — PROPRIÉTÉS PHYSIQUES DE L'AIR.

Elles sont multiples et doivent être étudiées séparément.

I. — PRESSION ATMOSPHÉRIQUE.

Notre atmosphère est entraînée autour de la terre par les lois de la pesanteur. Sa hauteur est d'environ 60 kilomètres. La pression de cette colonne d'air fait équilibre à une colonne de 76 centimètres de mercure (Torricelli, Pascal) ; ce chiffre de 76 centimètres est donc la hauteur barométrique moyenne (pression barométrique) (1).

La pression supportée par le corps humain est de 20 000 kilogrammes environ. Répartie dans tous les sens, elle fait équilibre à la pression de dedans en dehors des gaz et liquides de l'économie. On comprend facilement les inconvénients pour la santé et pour la vie de

(1) Une colonne de mercure de $0^{m},76$ exerce une pression de $1^{kg},033$ sur un centimètre carré de surface. On néglige les 33 grammes, pour dire indifféremment une pression de 1 atmosphère ou de 1 kilogramme.

variations même assez minimes de la pression atmosphérique.

Les causes des variations de la pression peuvent être ramenées à trois groupes principaux.

I. ***VARIATIONS DE PRESSION PAR CAUSES MÉTÉOROLOGIQUES.*** — Des appels ou refoulements d'air, occasionnés par les différences de température entre diverses régions, peuvent, *à une même altitude*, occasionner quelques variations de la pression barométrique. Ce sont ces oscillations, qui, jusqu'à un certain point, permettent de prévoir le temps, comme l'indiquent les inscriptions des baromètres : tempête, pluie, variable, beau, sec, etc.

Ces variations ont-elles une influence sur la santé ? Cela est incontestable. Certaines personnes ne s'en aperçoivent pas ; d'autres sont de véritables baromètres et ressentent, à chaque dépression barométrique, des malaises, de l'agacement, des migraines, un peu d'oppression, de la paresse intellectuelle, des douleurs rhumatismales, de mauvaises digestions. Il est vrai que d'autres facteurs entrent en ligne, entre autres l'état hygrométrique de l'air.

On a dit (Pettenkofer, Renk) que la dépression atmosphérique fait un appel de l'air du sol à la surface et peut, de ce fait, avoir une influence néfaste sur la santé. C'est possible, mais nullement démontré.

II. ***DÉPRESSION DUE A L'ALTITUDE.*** — A mesure qu'on s'élève au-dessus de la mer, la densité de l'air diminue et la pression décroît ; cela est facile à comprendre, l'atmosphère disparaissant graduellement. La pression barométrique diminue d'un centimètre par 105 mètres d'élévation ; aux très grandes hauteurs, cette diminution est moins considérable : il faut une différence de niveau de 168 mètres pour abaisser d'un centimètre le mercure du baromètre. C'est ainsi que le baromètre peut servir à mesurer les altitudes. Inutile d'ajouter que l'ébullition de l'eau se fait à des températures de plus en plus basses, au-dessous de 100°, à mesure qu'on s'élève.

Les rapports de l'oxygène et de l'azote restant constants, d'après une loi de physique bien connue, l'oxygène diminue dans la même proportion que la diminution de tension (1). Quand la pression n'est plus que d'une demi-atmosphère, il n'y a plus, par litre, que $0^{gr},129$ d'oxygène au lieu de $0^{gr},259$. L'air s'appauvrit beaucoup en oxygène à mesure qu'on s'élève dans l'atmosphère. Il faudra donc considérer à la fois, au point de vue des troubles causés par l'altitude, la diminution de pression sur le corps humain et l'appauvrissement de l'atmosphère en oxygène.

L'homme peut être transporté brusquement dans une atmosphère à faible pression, ou y habiter : ce sont deux points de vue différents.

(1) Il y aurait plus d'ozone dans les couches élevées de l'atmosphère.

a. **Dépression brusque. — Mal des montagnes.** — Lorsqu'on fait une ascension en montagne, on s'élève assez brusquement; lorsqu'on fait une ascension en ballon, la transition est encore plus rapide. Il se produit alors, chez la majorité des personnes dans le premier cas, chez tout le monde dans le second si le ballon dépasse 5 000 mètres, des troubles connus sous le nom de *mal des montagnes*.

En montagne, le malaise est en général passager ; en ballon, les accidents peuvent être mortels (décès de Sivel et Crocé-Spinelli, en 1875, à 8 000 mètres).

Paul Bert (1878) a montré que ces accidents étaient dus, bien moins à la dépression elle-même, qu'au manque d'oxygène (asphyxie par insuffisance d'hématose). Dans les ascensions aéronautiques élevées, il faut toujours emporter de l'oxygène sous pression qu'on puisse respirer, pour suppléer à l'atmosphère trop pauvre.

Mosso a combattu cette théorie. Pour lui, c'est la diminution de CO^2 qui produit les troubles observés, l'*acapnée*. Cette diminution de CO^2 expliquerait en tout cas la respiration en Cheyne-Stokes qui se produit chez les ascensionnistes, pendant le sommeil. A l'appui de sa théorie, Mosso montre que, sur le mont Rose, les inhalations d'oxygène ralentissent le pouls et la respiration, tandis que les inhalations d'un mélange de CO^2 (1/3) et d'O augmentent la fréquence et la profondeur de la respiration. Le même mélange provoque, dans la plaine, des vertiges et des malaises.

Mosso a fait encore bien d'autres expériences sur des singes et des chiens spécialement au mont Rose, tendant toutes à mettre en œuvre la diminution de l'acide carbonique dans la production du mal des montagnes (diminution de l'anhydride carbonique dans le sang).

Aggazzotti a montré que, dans l'air raréfié, la quantité de CO^2 des alvéoles diminue plus lentement que celle d'O. Au sommet du mont Rose, l'air des alvéoles contient 7 à 9 p. 100 de CO^2, tandis qu'à Turin la quantité oscille entre 4 et 5 p. 100. Comme le sang, à ces hauteurs, contient moins d'anhydride carbonique, les échanges chimiques ne s'accomplissent plus suivant les lois admises. Pendant la raréfaction de l'air, CO^2 a été éliminé avec excès ; au retour à la pression normale, le CO^2 des alvéoles est plus faible qu'à l'état ordinaire, parce que le sang commence par s'emparer du CO^2 qui lui manquait ; l'élimination est moindre pendant un certain temps.

Quelle est la limite de l'atmosphère respirable ? Cela est très variable suivant les cas. La moyenne est 8 500 à 9 000 mètres, à peine le dixième de l'atmosphère qui nous entoure. Il y a d'abord des différences individuelles. Le climat a aussi son influence. En Europe, le mal des montagnes apparaît entre 3 000 et 4 000 mètres, parfois au-dessous ; dans les régions tropicales de l'Afrique ou de l'Asie, il faut s'élever jusqu'à 5 000 mètres. Les frères Schlaginweit ont pu atteindre, sans en souffrir, 6 882 mètres dans l'Himalaya. La fatigue hâte l'apparition du mal des montagnes ; les aéronautes ne se sentent malades que vers 7 000 mètres. Jeanssen, sur sa chaise à porteurs, monte au mont Blanc sans malaises. Enfin, notons l'accoutumance très réelle, qu'on peut comparer à celle du mal de mer.

D'une façon générale, tout ce qui active les échanges favorise le mal des montagnes.

Les premiers symptômes du mal des montagnes sont un malaise général, une fatigue exagérée, un essoufflement inusité ; puis surviennent des bourdonnements d'oreille, des douleurs de tête, du vertige, des nausées, enfin un anéantissement complet des forces et un sommeil invincible. La figure est violacée, livide, les extrémités sont froides. Le pouls est fréquent ; des hémorragies peuvent se produire. Ces phénomènes s'amendent si on s'arrête et reprennent dès qu'on se remet en marche. L'anémie cérébrale est parfois très accusée.

Il y a une hygiène spéciale de l'alpiniste (1), pour éviter ou atténuer le mal des montagnes.

Les cardiaques, surtout si le myocarde est atteint, ne peuvent supporter le séjour à des altitudes même moyennes (1500 à 2 000 mètres).

b. **La vie aux grandes hauteurs.** — Considérons maintenant les habitants des hautes montagnes. Ils vivent continuellement dans un air raréfié et ne s'en portent pas plus mal ; ils sont accoutumés à cet état de l'atmosphère. On sait qu'il existe des villes à plus de 4 000 mètres (4 390 mètres) dans l'Himalaya, au Pérou, et que, dans les Andes, des millions d'individus vivent à plus de 2 000 mètres (pression = $0^{m},59$) (2).

Comment expliquer cette accoutumance ?

L'organisme s'adapte. La poitrine est plus large, plus ample, avec une taille peu élevée; la respiration est plus fréquente, la circulation plus active (Jourdanet).

Y a-t-il réellement hyperglobulie et accroissement de l'hémoglobine, ce qui augmenterait naturellement la surface d'absorption du gaz vital ?

Dès 1890, Viault a observé l'hyperglobulie des altitudes ; cette augmentation du nombre des globules se fait très rapidement. Le fait a été confirmé sur l'homme et expérimentalement (Müntz, Miescher et ses élèves, Wolff et Kœppe ; Jaquet et Suter, Lœper, etc.). Le chiffre de l'accroissement paraît proportionnel à l'altitude. Chez l'homme, ce chiffre peut monter de 5 295 000, au niveau de la mer, à 8 000 000, au sommet des Cordillères, à 4 392 mètres. Il y a des augmentations de 40 p. 100.

La rapidité du phénomène est extrême (quelques heures) ; à la des-

(1) Voy. Paul Courmont, Physiologie spéciale de l'alpiniste, in *Manuel de l'Alpinisme* du Club Alpin français, 1904.

(2) La plus haute commune de France est celle de Saint-Veran (Hautes-Alpes), à 2 050 mètres.

cente, les globules retombent aussi rapidement à la normale.

Une élévation de 400 mètres peut donner une augmentation de 6,4 p. 100.

Le fait en lui-même (aussi bien pour les ascensionnistes que pour les habitants des hauts plateaux) paraît donc exact, bien que contesté par Zuntz, les frères Lévy, Amblard et Beaujard. Mais, y a-t-il réellement néoformation de globules, ou n'est-ce qu'une question de répartition différente, de concentration du sang, de vaso-moteurs ?

L'augmentation semble réelle, si on admet, avec P. Bert, que la capacité d'absorption du sang pour l'oxygène est augmentée sur les hauts plateaux, avec Doyon et Morel, que l'augmentation de la tension de l'oxygène produit des effets inverses. On objecte cependant la rapidité de la néoformation et du retour à la normale. La question est encore à l'étude. Pour Vaquez, l'hyperglobulie des ascensions est artificielle, uniquement périphérique ; celle des habitants des hauts plateaux est véritable, générale. C'est probablement dans cette opinion éclectique qu'il faut chercher la vérité. Pour notre part, nous croyons difficilement à cette si rapide surproduction de globules, mais nous admettons comme fort probable une accoutumance se traduisant par de l'hyperglobulie. V. Henry et Jolly ne croient pas à la néoformation des globules pendant les ascensions en ballon, mais simplement à une action vaso-motrice troublant la répartition du sang. Pour Lapicque, l'hémoglobine diminue dans le sang central pendant les ascensions en ballon.

L'emploi de l'*altitude moyenne* (1 000 à 1 500 mètres) comme moyen de cure (sanatoriums) sera discuté ailleurs, à propos de la *tuberculose*. La respiration est plus profonde, le thorax s'amplifie, l'acide carbonique du sang diminue, autant de bonnes conditions de lutte pour l'organisme. Cependant, la discipline du sanatorium est plus importante encore que l'altitude elle-même.

III. ***AUGMENTATION ARTIFICIELLE DE LA PRESSION. — AIR COMPRIMÉ.*** — L'augmentation de la pression atmosphérique ne s'observe guère que dans l'industrie (appareils à air comprimé, spécialement la cloche à plongeur).

Les effets sont bien connus depuis Hamel (1820), Pravaz, Jourdanet, Paul Bert, etc.

L'air comprimé est plus chaud, plus hygrométrique, plus comburant.

Les premiers symptômes, d'ailleurs fugaces, sont des douleurs et des tintements d'oreille, dus à la compression sur la membrane du tympan ; lorsque l'équilibre de pression avec l'oreille moyenne est rétabli, les symptômes cessent.

A une pression de une ou deux atmosphères, la respiration et la circulation se ralentissent, la face pâlit, les mouvements musculaires sont plus faciles. Dès cinq atmosphères, les accidents peuvent être graves, au moment de la décompression : douleurs musculaires ou articulaires, congestions cérébrales, hémorragies, mort par embolies gazeuses de l'azote revenant à l'état gazeux ou hémorragies médullaires et cérébrales (Catsaras, J. Lépine). Cet accident d'hématomyélie dû à la décompression atmosphérique brusque a reçu le nom de *maladie des caissons* ou *maladie des plongeurs*. A vingt atmosphères, c'est la mort avec des phénomènes convulsifs. Pour P. Bert, ces accidents sont dus à un excès d'oxygène. A cinq atmosphères l'oxygène est dissous dans le plasma et gêne l'hématose.

A vingt atmosphères, les graines ne germent pas, les fermentations s'arrêtent.

Le plus souvent (scaphandriers, construction des piles des ponts), les ouvriers travaillent au-dessous de cinq atmosphères. Le moment dangereux est la sortie, celui de la *décompression*. On observe des démangeaisons, des tuméfactions musculaires, des douleurs articulaires, de la paralysie des membres, parfois la mort. Le remède est de faire respirer de l'oxygène pur (P. Bert).

Pour prévenir ces accidents, on mettra les ouvriers, après le travail, dans des chambres d'équilibre, à décompression lente, et on les couvrira chaudement.

En outre (Heller, Mager et von Schrœtter), on n'acceptera que des ouvriers ayant le cœur, les poumons et les oreilles absolument sains ; on ne dépassera jamais plus de cinq atmosphères ; on mettra lentement en pression (dix minutes par atmosphère pour les nouveaux ouvriers ; quarante minutes pour cinq atmosphères) et on décomprimera encore plus lentement (un dixième d'atmosphère par dix minutes). Le séjour dans la cloche ne dépassera pas six heures.

Les êtres marins qui vivent souvent à 8 kilomètres de profondeur, c'est-à-dire à une pression de huit cents atmosphères, meurent s'ils remontent à la surface : effet frappant de la décompression.

On sait que l'oxygène comprimé a été employé par Chauveau, comme moyen d'atténuation, pour fabriquer des vaccins anticharbonneux.

En thérapeutique, les bains d'air comprimé (une demi-atmosphère) ont été préconisés contre les affections pulmonaires. Sont-ils bienfaisants ?

II. — TEMPÉRATURE DE L'ATMOSPHÈRE.

La chaleur spécifique de l'air est très faible (0,26) ; aussi les oscillations thermiques de l'atmosphère sont-elles considérables et se produisent-elles rapidement. L'unique source de la chaleur est la radiation solaire.

Lorsque les rayons calorifiques du soleil tombent suivant la normale, 36 p. 100 environ sont absorbés par l'air et 64 p. 100 seulement arrivent au sol, qui en cède d'ailleurs une partie aux couches inférieures de l'air. Cet air chaud s'élève et d'autres couches viennent à leur tour emprunter du calorique à la terre. L'atmosphère, par ce système de régulation du sol, s'échauffe donc directement de haut en bas et indirectement de bas en haut.

Lorsque les rayons tombent obliques, l'absorption par l'air augmente ; quand le soleil est à l'horizon, la radiation solaire qui arrive à la terre est nulle.

Pour mesurer la température exacte de l'atmosphère, il faut éviter

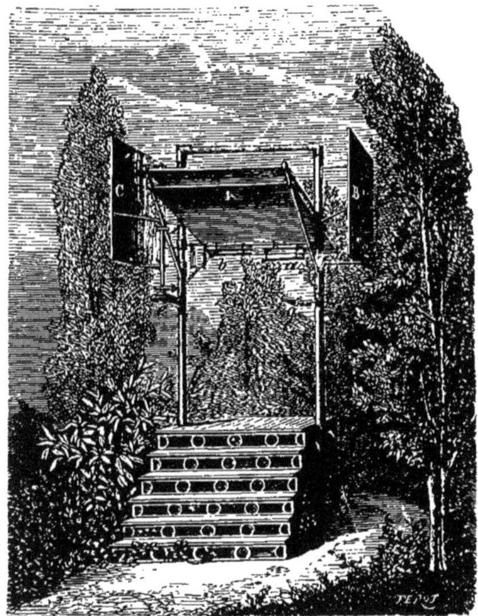

Fig. 2. — Abri des thermomètres de Montsouris, *a*, *b*, instruments ; A, B, C, écrans servant à protéger les instruments contre les rayons du soleil.

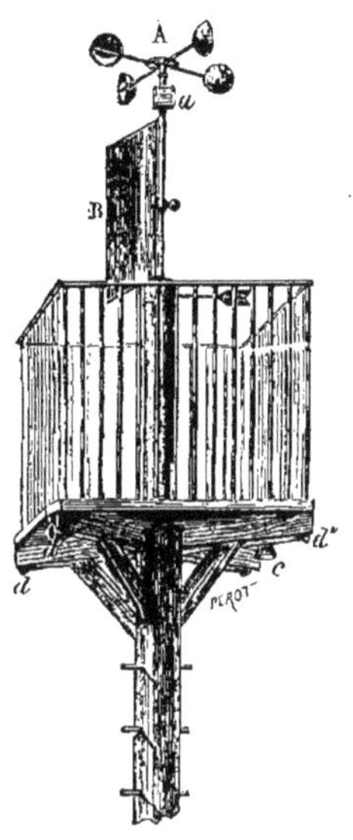

Fig. 3. — Thermomètre électrique Becquerel avec anémomètre à pression, au sommet du mât de 20 mètres de Montsouris.

les effets de l'absorption directe, de la conductibilité de certains corps ; le thermomètre doit être placé à l'abri du soleil, des vents, à $1^m,50$ au moins du sol ou des objets bons conducteurs de la chaleur (fig. 2). On peut fixer le thermomètre à une corde et faire rapidement le mouvement de la fronde (thermomètre-fronde d'Arago).

On emploie de plus en plus des appareils enregistreurs, qu'on place loin de l'observateur (fig. 3).

On conçoit que la température de l'atmosphère subisse des variations extrêmement fréquentes et importantes. La latitude (obliquité des rayons), les saisons (obliquité des rayons), l'altitude (éloignement du rayonnement du sol), les mers (puissante régulation), le jour et la nuit (présence ou absence de rayons solaires) influencent grandement la température atmosphérique. L'étude de ces variations sera mieux placée en climatologie (page 75), de même que celle de leurs effets physiologiques pathogènes.

III. — LUMINOSITÉ DE L'ATMOSPHÈRE.

La lumière a une influence bienfaisante sur la vie animale et végétale, surtout par ses rayons chimiques. Le soleil en est la principale source.

Les rayons lumineux obéissent aux mêmes lois que les rayons calorifiques. L'intensité d'éclairement (luminosité) n'est représentée que par les rayons qui arrivent jusqu'au sol, beaucoup d'entre eux étant retenus dans l'atmosphère, surtout par la vapeur d'eau (nébulosité). Aussi les climats secs (littoral méditerranéen, Égypte, montagnes) sont-ils plus lumineux que les climats humides (littoral océanique, Londres, etc.).

Les *actinomètres* mesurent l'intensité des rayons solaires. On enveloppe deux thermomètres dans deux enveloppes de verre où on a fait le vide et dont l'une est noircie. La différence de température entre les deux thermomètres constitue la fonction actinométrique.

Pour mesurer la *durée* d'insolation, on a l'*héliographe* de Jordan, qui l'enregistre automatiquement. Une sphère de cristal est orientée suivant le méridien, de façon que le soleil frappe toujours perpendiculairement un point de sa surface. Un papier sensible, et sur lequel sont tracées des divisions horaires, est placé sous la sphère. Les rayons du soleil traversent la sphère, impressionnent le papier photographique et forment des lignes proportionnelles à la durée de l'insolation au moment où celle-ci se produit.

Pour mesurer l'*intensité* de l'insolation, Duclaux expose au soleil pendant un temps déterminé une solution titrée d'acide oxalique et calcule ensuite la quantité décomposée.

On se rappelle que les rayons lumineux sont indispensables pour que la chlorophylle remplisse pendant le jour son rôle de régulatrice de la proportion de l'oxygène de l'air (absorption de CO^2 et rejet d'oxygène ; voy. page 31).

Au point de vue animal, la plupart des êtres ont besoin de lumière pour vivre bien constitués et en bonne santé. On peut dire, en tout cas, que les animaux des cavernes ou vivant aux grandes profondeurs maritimes subissent une adaptation à cette existence alumineuse ; les organes de la vision, entre autres, s'atrophient ou se transforment.

Les climats nébuleux exercent sur l'homme une influence néfaste, par manque de lumière et par humidité ; cela est incontestable. L'homme a besoin de soleil. C'est à juste titre qu'on insistera longuement, à propos de l'*Habitation*, sur la nécessité de l'ensoleillement du logement. « Là où entre la lumière n'entre pas le médecin. »

L'influence du manque de lumière est surtout manifeste pour la distribution de la tuberculose, qui est la maladie sociale par excellence.

Comment l'expliquer? La lumière a-t-elle une influence sur la nutrition? Son action stimulante sur les échanges organiques paraît fort probable. W. Edwars, Moleschott l'avaient soutenue, Grœffenberger l'avait niée. Fubin et Benedicenti (expériences sur les hibernants), Boinoff ont donné raison aux premiers. La lumière n'a aucune action sur les hématies et les leucocytes, mais active l'assimilation. Le mécanisme intime nous échappe. Il est possible qu'elle agisse simplement sur le système nerveux, peut-être même par simple action psychique.

On comprendrait, par cette action stimulante générale, que l'organisme placé à la lumière résiste mieux à certaines infections (cobayes tuberculeux, d'après Masella et de Renzi); il est vrai qu'il paraît au contraire plus sensible à d'autres microbes (bacille typhique, vibrion cholérique).

Mais combien le problème est difficile! Le manque de lumière n'est jamais seul en cause et sa part étiologique est bien difficile à préciser. L'anémie des mineurs a passé longtemps pour être due au séjour dans l'atmosphère des mines; on sait aujourd'hui qu'elle est due à la présence dans l'intestin de l'ankylostome duodénal (Voy. *Ankylostomasie*).

L'érythème solaire (coup de soleil) est produit bien plus par l'influence des rayons chimiques que par l'irritation calorique elle-même. Bouchard a montré que les rayons violets du spectre sont les plus actifs. Il a aussi montré que l'érythème pellagreux n'est qu'un érythème solaire.

Action de la lumière sur les microorganismes. — Le plus puissant argument en faveur de la nécessité hygiénique de la lumière réside dans l'*action de la lumière sur les microorganismes*. On va voir que *la lumière est le plus puissant des désinfectants*. Sans elle, la vie animale disparaîtrait peut-être de la surface du globe par l'envahissement des microbes pathogènes. Les locaux sombres et humides conservent longtemps les germes virulents (notamment ceux de la *tuberculose*, de la *diphtérie*, etc.).

Procaccini (1893) a montré le rôle de la lumière dans l'assainissement des eaux polluées, des fleuves. Buchner a vu que, dans le lac de Sternberg, l'action de la lumière se faisait sentir jusqu'à $1^{m},50$. Dans le golfe de Naples, l'action est limitée à $0^{m},50$ (Procaccini). A Londres, elle ne dépasse pas quelques centimètres. Cela tient au degré de transparence des eaux.

Dès 1877, Blunt, opérant sur des bactéries indéterminées, constata que la lumière diffuse retardait le développement de ces bactéries, en présence de l'air.

En 1885, S. Arloing d'une part, Duclaux de l'autre, reprennent la question. S. Arloing, surtout, pousse très loin l'étude de l'influence de la lumière sur le développement du *Bacillus anthracis*. De ses travaux date véritablement la mise à l'ordre du jour de la question. La lumière du gaz agit peu ; les rayons solaires agissent, au contraire, très puissamment, à toute température. C'est donc bien la lumière et non la chaleur qui agit. Non seulement le mycelium, mais les spores elles-mêmes, finissent par être détruites, exposées dans de l'eau distillée aux rayons du soleil de juillet. Le temps nécessaire aux rayons lumineux pour détruire les microbes est très variable : quelques minutes ou quelques heures.

Gaillard, Pansini, Koch, Roux, Momont, Buchner, Nogier (1), etc., ont confirmé et étendu ces recherches à différents microbes. La loi est générale. L'expérience de Buchner et Marshall Ward est saisissante. On ensemence une boîte de Petri (gélose) et on la recouvre d'un papier noir fendu d'une croix : on l'expose à la lumière, puis on la met à l'étude. La portion ensoleillée, c'est-à-dire stérilisée, ne pousse pas et forme une croix au milieu de la culture.

Il y a une grosse différence entre les rayons solaires directs et la lumière diffuse. On peut tuer le bacille typhique en une demi-heure au soleil, alors qu'il faut huit à dix heures de lumière diffuse. Pour la même raison, la transparence du milieu qui contient les microbes joue un grand rôle (Arloing, Buchner, Esmarch).

On sait aussi que les parties actives du spectre sont presque exclusivement les rayons chimiques (bleus, violets et ultra-violets) (Janowski, Downes, Chmielewski).

La lumière active au contraire le développement de certains champignons, par exemple le ferment alcoolique (Schutzenberger, Regnard).

Au point de vue pratique, c'est-à-dire pour se faire une idée de la purification naturelle de l'atmosphère, il faut savoir le temps que met la lumière diffuse à détruire des germes répandus dant l'atmosphère et non en cultures artificielles. Voici des chiffres dus à Kirstein :

		Humides	Désséchés.
Choléra des poules	est détruit en..	10 heures.	1 jour.
B. typhique	— — ..	24 —	—
B. diphtérique	— — ..	24-48 —	5 jours.
B. tuberculeux	— — ..	5 jours.	22 —
Staphylocoque pyogène	— — ..	8-10 —	35 —
Streptocoque pyogène	— — ..	10 —	38 —

On voit l'importance de la dessiccation et combien plus facilement sont détruits les microbes maintenus humides. On voit aussi la grande différence suivant les espèces : certains microbes (des eaux par exemple) paraissent presque insensibles à la lumière. Enfin, pour une même espèce, les expériences peuvent être dissemblables ;

(1) Nogier, La lumière et la vie, 1904.

les chiffres sont peu importants à retenir. Le principe seul est intéressant.

Citons les chiffres obtenus par Engel (1905) avec le soleil du désert :

B. tuberculeux des crachats tué en	....	6 heures.
B. typhique............	—	1 h. 1/2.
Staphylocoque pyogène....	—	2 heures.

En somme, le Bacille tuberculeux et les microbes pyogènes sont parmi les plus résistants des microbes pathogènes asporulés. Innombrables sont les expériences faites sur le bacille tuberculeux.

Avant de succomber, les microbes s'atténuent par la lumière (Arloing); aussi l'ensoleillement n'a pas besoin d'aller jusqu'à la mort des microbes pour les rendre inoffensifs. On peut ainsi créer des espèces vaccinales (Arloing).

Les microbes chromogènes perdent cette propriété à la lumière. D'Arsonval et Charrin ont noté cette influence des rayons chimiques sur la production de la pyocyanine. Lesieur et Legrand (1905) ont recherché l'action des différents rayons sur le pigment vert fluorescent (un des trois pigments) du bacille pyocyanique. La lumière directe du soleil empêche la sécrétion de ce pigment. Les diverses radiations de la lumière sont les unes favorisantes (rayons verts et jaunes), les autres empêchantes (rayons bleus et violets). Les rayons qui favorisent la production du pigment sont précisément ceux qui correspondent au spectre d'absorption de ce pigment. Les modifications produites par la lumière se transmettent par hérédité à un certain nombre de générations.

La lumière atténue aussi les toxines. On conserve toujours celles-ci à l'obscurité. Cela tient probablement au pouvoir oxydant de la lumière (Duclaux).

La lumière agit plus vite sur les cultures en milieux colorés (Mettler). L'éosine, l'érythrosine sont, à ce point de vue, des substances sensibilisatrices. L'éosine est même sensibilisatrice pour la lumière électrique. Il est probable que l'éosine décompose l'air et produit de l'ozone.

Il est impossible, à ce sujet, de passer sous silence l'application thérapeutique de la lumière (*photothérapie*, de Finsen, contre le lupus), au moins en ce qui concerne l'action congestive et irritante sur la peau des rayons chimiques. L'action thérapeutique des rayons de Finsen ne tient pas à leur action bactéricide sur le bacille tuberculeux (Klingmüller).

L'*érythème solaire* serait également dû aux rayons bleus, violets et ultra-violets, lesquels ont, par contre, un pouvoir de pénétration beaucoup plus faible que celui des rayons rouges.

On sait que les rayons rouges ont été proposés par Finsen pour empêcher la suppuration de la pustule variolique. Nous avons, pour notre part, échoué dans cette voie, mais avions-nous bien isolé les rayons rouges? Seule une plaque photographique aurait pu le dire.

Rappelons enfin que les rayons rouges sont très excitants et les rayons chimiques, au contraire, sédatifs. Dans l'usine des plaques photographiques Lumière, on a dû remplacer les vitres rouges par des vertes pour éviter les disputes entre ouvrières. Lorsque nous avons essayé de traiter des varioles d'après le système de Finsen, nous avons nettement observé cette action excitante de la lumière rouge. On a tenté de traiter les neurasthéniques par le rouge et les excités par le violet. C'est une voie à peine entr'ouverte.

Citons les rayons de Rœntgen (*rayons X*), qui ont peut-être un pouvoir thérapeutique (par exemple contre certains cancers) et qui, en tout cas, ont une action trophique évidente sur les téguments, ainsi que l'ont montré les accidents survenus à la suite d'expositions trop prolongées devant le tube de Crookes.

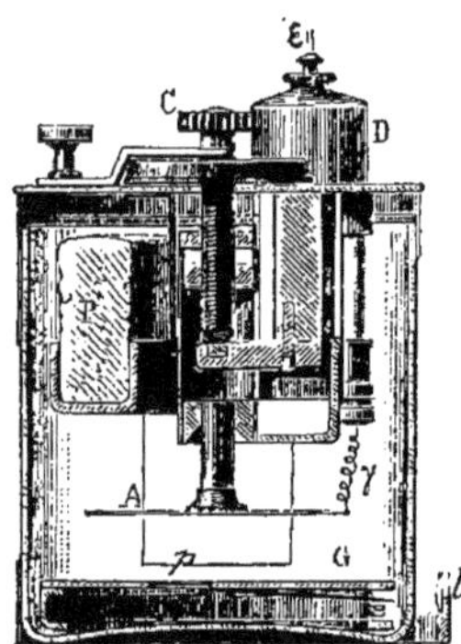

Fig. 4. — Electromètre portatif de Thomson.

A, plateau mobile dans le sens vertical au moyen d'une vis micrométrique, *c*; D, chapeau percé en son centre d'une ouverture dans laquelle se trouve l'extrémité inférieure d'une tige de cuivre, *e*; G, plateau circulaire percé d'une fenêtre carrée, *p*; *l*, loupe; *r*, fil mettant en communication le plateau A avec le collecteur d'électricité; P, pierre ponce imbibée d'acide sulfurique.

Nous avons vu, avec Doyon, que les rayons X avaient une légère action atténuante sur le bacille diphtérique et sur la toxine diphtérique.

Les *rayons N* ne nous arrêteront pas.

IV. — ÉTAT ÉLECTRIQUE DE L'ATMOSPHÈRE.

Le sol est chargé d'électricité négative et l'atmosphère d'électricité positive. La tension de l'électrictié atmosphérique est en général d'autant plus grande que la température est plus élevée et qu'on se rapproche davantage de l'Équateur (fig. 4, 5 et 6). Les modifications de cet état ressortent de l'étude des orages, qui sera faite en *Climatologie*.

L'influence de l'électricité atmosphérique sur l'état sanitaire est inconnue. Au point de vue médical, on peut insister sur l'état de malaise de certains organismes nerveux, malades, débilités, asthmatiques lorsque le temps est orageux. On se reportera à ce que nous avons dit de l'*ozone*, qui est un produit de l'électricité atmosphérique.

L'action bactéricide de l'électricité est mal connue; elle provient probablement de modifications physiques (chaleur) ou chimiques

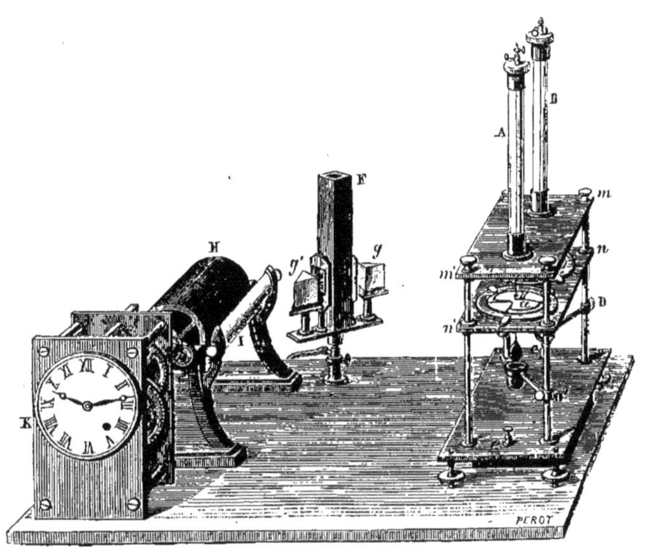

Fig. 5. — Electromètre enregistreur de Salleron.

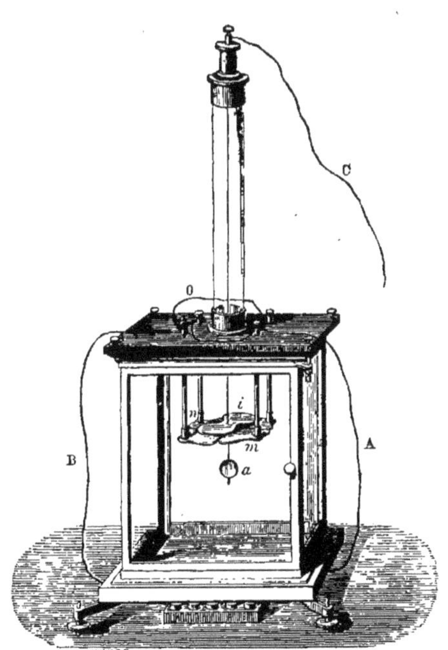

Fig. 6. — Electromètre de Thomson, modifié par Branly

mn, plan horizontal au-dessus duquel est suspendue une plaque d'aluminium *i* en forme de huit; *a*, miroir; A, B, fils communiquant avec la pile.

(production de chlore, hypochlorites, ozone, etc.) et n'est pas directe. On lira, au chapitre des *Eaux potables*, les essais de stérilisation par l'électricité.

On relira avec fruit les pages écrites par d'Arsonval sur l'énergie électrique et la matière vivante (1).

V. — IONISATION ATMOSPHÉRIQUE.

L'importance des phénomènes d'*ionisation* de l'atmosphère est considérable pour l'interprétation de l'électricité atmosphérique (Elster et Geitel).

Au point de vue de la physique du globe, elle se dessine de plus en plus. Il faut enregistrer ces phénomènes dans les observatoires au même titre que les variations des champs magnétique et électrique de la terre. Langevin et Moulin, Nordmann (1905) ont imaginé des appareils enregistreurs, qu'il serait trop long de décrire.

VI. — RADIO-ACTIVITÉ ATMOSPHÉRIQUE.

L'air atmosphérique contient des substances radio-actives. Saake (1904) a vu que, dans les hautes altitudes, en particulier dans les cols, l'air est de trois à cinq fois plus riche en substances radio-actives que dans les vallées. Comme la différence de tension électrique entre l'air et le sol augmente à mesure qu'on s'élève, il doit y avoir, dans la montagne, accumulation sur la surface du corps humain de substances radio-actives plus considérable qu'en plaine. Les rayons de Becquerel ayant une action excitante, n'est-ce pas là le secret de l'influence favorable sur l'organisme des hautes altitudes? N'ont-ils pas un rôle dans la pathogénie du mal des montagnes?

VII. — MOUVEMENTS DE L'ATMOSPHÈRE, VENTS, PLUIES, NEIGE, ORAGES, ETC.

Nous renvoyons à la *Climatologie* pour tout ce qui concerne les mouvements de l'atmosphère, c'est-à-dire les vents. Nous avons déjà dit, à propos de l'*hygrométrie* (page 33), qu'il en serait de même pour tout ce qui s'y rattache : pluies, nuages, neiges, grêle, orages, rosée, etc. Nous passons sous silence toute la météorologie dynamique.

III. — CORPUSCULES INERTES DE L'ATMOSPHÈRE (FUMÉES, POUSSIÈRES, ETC.).

L'atmosphère contient toujours, mais en proportions très variables, des corpuscules inertes en suspension. L'origine de ces derniers est fort diverse.

(1) D'Arsonval, in Traité de pathologie générale de Ch. Bouchard, t. I, p. 645.

Les vents, l'homme, les animaux, les véhicules soulèvent les particules les plus ténues du sol, pour former dans l'atmosphère ce qu'on appelle le plus communément *poussière*, elle-même composée de terre, de débris végétaux ou animaux, en un mot de terre et de tous les déchets de la vie. En second lieu, les végétaux laissent tomber dans l'atmosphère, sans parler des feuilles, etc., des particules solides très fines, comme le pollen ; certains animaux sont également une cause directe de pollution. En troisième ordre, nous placerons les foyers de combustion, domestiques ou industriels, qui déversent dans l'atmosphère des matières incomplètement comburées (surtout le charbon), des *fumées*. Enfin, il y a des industries qui engendrent des poussières.

Nous renverrons à l'*Hygiène industrielle* pour les industries à poussières, les moyens d'y remédier et la législation spéciale à ces établissements. L'hygiène sociale exige que les voisins et les ouvriers soient préservés de ces poussières.

Nous traiterons seulement des fumées et des poussières en général.

I. — FUMÉES.

On désigne sous le nom de *fumées*, toutes les poussières dérivant de la combustion, qu'elles se produisent dans un foyer domestique ou dans un foyer industriel. Ce sont des particules de charbon et des cendres avec une proportion variable de vapeur d'eau. Plus la combustion est parfaite, moins un foyer engendre de fumées. Les houilles grasses font beaucoup de fumée; les anthracites, le coke, le bois n'en font à peu près pas. Il existe, à ce point de vue, des différences considérables; nos chemins de fer sont entourés d'un nuage de fumée, contenant une grande quantité de fumerons noirs fort désagréables; dans d'autres pays, la fumée de la locomotive passe inaperçue.

Ce sont surtout les villes industrielles qui souffrent des fumées. A Paris, 80 p. 100 des fumées proviennent des foyers domestiques ; ce sont des fumées relativement peu denses. Par contre, à Saint-Étienne, la majorité des fumées est industrielle, fort épaisse et noircit littéralement la ville. A Lyon, les maisons se noircissent beaucoup plus vite qu'à Paris, à cause des fumées. A Londres, les maisons particulières émettent chaque jour 5 000 000 de tonnes d'air chargé de fumées et les usines 1 000 000 seulement ; les maisons particulières émettent en somme chaque jour 300 tonnes de suie (Shaw).

Il suffit de jeter un coup d'œil d'une colline voisine sur une grande ville pour se rendre compte des masses considérables de fumée qui sont versées dans l'atmosphère par les hautes cheminées industrielles; elles forment de lourds panaches noirs qui retombent très vite sur les toits avoisinants. On comprend facilement l'infection de l'atmosphère par ces fumées industrielles, bien plus denses, bien plus épaisses que les fumées domestiques. Aussi les municipalités tendent-elles de plus en plus à interdire les « grandes cheminées » dans l'intérieur des villes.

D'après Gautier (1900), en dehors des gaz produits par la combustion (Peclet, Ebelmenn, Scheurer-Kestner, Meunier et Chandlair, Roberts), les fumées contiennent comme éléments solides des parties goudronneuses, des hydrocarbures, du charbon très divisé, des substances minérales (sulfates, phosphates, carbonates, silicates terreux et alcalins, silice libre, etc.). Ces fumées déposent ainsi sur Paris une couche solide annuelle de 160 000 kilogrammes. 100 grammes de suie contiennent 4 à 5 grammes d'acide sulfurique et $1^{gr},5$ à 2 grammes d'acide chlorhydrique, gaz acides et nocifs.

La fumée diminue considérablement la luminosité de l'atmosphère (Ramsay). A Londres, un sixième de la lumière solaire est intercepté en été; en hiver, la ville est privée de la moitié de sa lumière (brouillard et augmentation des foyers domestiques).

La fumée est une cause de persistance des brouillards par condensation de l'humidité. Elle fait tousser; elle a une action corrosive (acides sulfurique, chlorhydrique, fluorhydrique).

C'est grâce à la présence de l'aldéhyde formique (A. Gautier, Henriet, Trillat), qui est un antiseptique puissant, provenant surtout de la combustion du bois, que les fumées jouent un rôle antiseptique de surface dans la fumaison et le boucanage des viandes.

La suie contient un autre antiseptique de premier ordre, le trioxyméthylène.

Il serait à désirer que la fumée disparaisse, que les municipalités assurent la purification de l'air comme elles l'ont fait pour l'eau. Cela est fort difficile. On ne peut empêcher de brûler des houilles grasses faisant beaucoup de fumée. On peut, en tout cas, interdire les usines dans le centre des agglomérations.

On a préconisé des cheminées communes qui entraîneraient très haut la fumée de plusieurs maisons. C'est peu pratique.

Il est difficile d'exiger l'emploi des *fumivores*, aucun de ces appareils n'étant absolument au point. On peut cependant signaler celui de Langer (de Vienne) qui est employé pour les chemins de fer à crémaillère suisses et pour celui de Monte-Carlo à la Turbie. Un jet de vapeur d'eau coiffe le foyer en éventail; par la porte du foyer arrive une quantité d'air suffisante pour brûler la fumée (dans la proportion de 90 p. 100). En somme, la fumée provient d'une combustion incomplète, et tous les fumivores sont basés sur le principe d'un jet de vapeur d'eau faisant retomber la fumée pour qu'elle soit de nouveau soumise à la combustion.

On trouvera d'autres détails dans les chapitres qui ont trait à l'hygiène de l'habitation et à l'hygiène urbaine.

Pour détruire la fumée du tabac et certaines odeurs, on a recommandé des lampes, toutes construites sur le principe suivant : des cônes d'amiante ou de mousse de platine sont maintenus incandescents et brûlent une substance (biformol ou autre) alcoolisée et aromatisée. Le résultat immédiat est excellent. Bard et Pic ont montré que ces lampes pouvaient être toxiques.

II. — POUSSIÈRES.

L'atmosphère contient toujours en suspension un certain nombre de *poussières*. Nous réserverons cette appellation à toutes les particulés, organiques ou inorganiques, non vivantes, qui proviennent de la désagrégation du sol, des objets, ou des êtres animés. Les poussières tendent naturellement à tomber à terre, et si on supprimait les vents et les mouvements de la vie, l'atmosphère en serait privée. Par un grand vent, pendant un ouragan, après le passage d'une automobile, les poussières peuvent être si denses qu'elles obscurcissent la lumière solaire (au maximum dans le désert, au moment des bourrasques) ; en général, elles sont invisibles.

Tyndall place, sur le trajet d'un rayon lumineux pénétrant dans une chambre obscure par une simple fente, une caisse rectangulaire close, à parois munies de glaces, enduites intérieurement de glycérine. Si on préserve la caisse de tout ébranlement, les poussières se déposent sur la glycérine ; le rayon disparaît à ce niveau, coupé en deux par suite de l'absence de poussières, dans l'atmosphère de la caisse.

I. ***TOPOGRAPHIE DES POUSSIÈRES.*** — Comme les microbes, les poussières de l'atmosphère ne montent pas très haut et occupent surtout le fond des vallées et les endroits habités. Au sommet du Righi on ne trouve que 200 particules solides par centimètre cube. A Londres, on en compte 150000, et à Paris, 210000. Dans une chambre chauffée et où on fume, ces particules sont par millions. Il y en a toujours beaucoup plus que de microbes. Certains auteurs ne comptent guère qu'un microbe par 100 000 000 de particules. Tous ces chiffres n'ont qu'un intérêt anecdotique, puisque le nombre des poussières dépend d'un facteur aussi variable que l'agitation de l'air.

Miquel a imaginé un appareil enregistreur des poussières. Un mouvement d'horlogerie fait tourner un carton enduit d'eau glycérinée devant un disque de verre perforé d'un trou. Une trompe à eau attire uniformément l'air à travers ce trou. Les poussières adhèrent au carton, formant une traînée plus ou moins noire. Au bout de vingt-quatre heures, on enlève le carton et on a le diagramme des poussières suivant les heures.

G. Roux a étudié, avec cet appareil, les poussières de Lyon. Le maximum est toujours de six heures à neuf heures du matin et de six heures à neuf heures du soir (nettoyage, battage des tapis, enlèvement des immondices, sortie des usines, surtout cheminées domestiques). La figure 7 indique le diagramme d'un jour ordinaire; la figure 8 celui d'un jour de brouillard.

II. **COMPOSITION DES POUSSIÈRES**. — Les poussières contiennent tous les détritus de la vie, tous les déchets, tous les produits de combustion, tous les débris provenant de l'usure des surfaces.

Elles sont organiques ou inorganiques.

Les *poussières organiques* sont *vivantes* (Voy. IV, *Corpuscules vivants de l'atmosphère*) ou *inertes*. Parmi ces dernières, on peut citer : des filaments d'origine végétale ou animale, des débris de

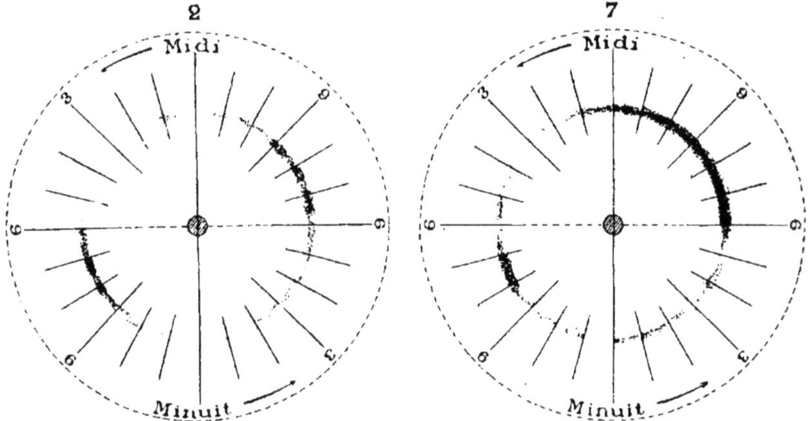

Fig. 7. — Poussières un jour ordinaire à Lyon.

Fig. 8. — Poussières un jour de brouillard à Lyon.

tissu, du pollen, du duvet de certains fruits, des écailles, des lambeaux d'épiderme, du foin pulvérisé, de la paille, du papier, du bois, de la laine, etc.

Les *poussières inorganiques* sont surtout constituées par du sable, du charbon, de la suie, du sel, du fer, etc. (même de l'or, à Paris).

Crichton a fait une analyse d'un peu de poussière cueillie sur le bahut d'un appartement riche et bien tenu; il a trouvé :

Eau	44,00
Matières organiques	52,60
Silicates insolubles	21,00
Oxyde de fer et d'alumine	9,70
Chaux	6,20
Acides sulfurique, etc	6,10

C'est là de la poussière d'appartement. La poussière extérieure renferme plus de matières inorganiques (les deux tiers environ). Parmi les métaux, on note : le sodium, le calcium, le magnésium, l'aluminium et surtout le nickel, le cobalt et le fer

III. ***RÔLE PATHOLOGIQUE DES POUSSIÈRES.*** — Les poussières jouent certainement un grand rôle dans la propagation des maladies infectieuses et plus encore peut-être dans la prédisposition à ces maladies, en facilitant l'inoculation microbienne.

En effet, lorsqu'on a voulu reproduire des maladies par inoculation de poussières, il a fallu employer de grosses quantités (Manfredi : tuberculose, tétanos, certaines septicémies) hors de comparaison avec celles que nous pouvons respirer.

Par contre, il est certain que les produits de désagrégation des pierres calcaires, des silex, du granit, etc., sont à bords coupants, à angles aigus et qu'ils font, dans les voies aériennes, des blessures microscopiques pouvant servir de voie d'introduction aux microbes.

L'étude des *poussières industrielles* et des mesures propres à en préserver les ouvriers constitue un chapitre hygiénique des plus importants et que nous ne pouvons traiter ici (Voy. l'*Hygiène industrielle*). Qu'il nous suffise de rappeler l'anthracose, les pneumoconioses des mineurs, la maladie des garrister (silicose des poumons, donnant 29 p. 1000 de mortalité), celle des tailleurs de pierres à meules, etc. ; plus de vingt professions sont insalubres par les poussières qu'elles provoquent. Ces poussières spéciales, accumulées en des espaces clos, doivent être étudiées dans chaque cas particulier.

Signalons au passage la question très controversée de la prédisposition des mineurs à la *tuberculose*. Incontestable pour les uns, qui estiment presque fatale la transformation des pneumoconioses en tuberculose, elle est au contraire très discutée par d'autres qui admettent une certaine immunité des mineurs à la tuberculose. La vérité est que cela dépend des régions, des mines, des conditions hygiéniques des mineurs, etc. Pour Sommerfeld, un tiers des tailleurs de pierre deviennent tuberculeux. Pour Layet, la sclérose des charbonniers augmente la résistance à la tuberculose. Le problème est plus complexe que le fait d'une simple porte ouverte par les poussières, même ayant pénétré dans les poumons, à l'introduction du bacille de Koch (1).

C'est à la pénétration des grains de pollen des graminées (en réalité par une toxine) dans les premières voies respiratoires qu'on attribue le *rhume des foins*. On a aussi accusé le duvet des fruits de certains arbres (platane) de provoquer des hémoptysies.

IV. ***LUTTE CONTRE LES POUSSIÈRES.*** — Laissons donc de côté la préservation de l'usine contre les poussières industrielles, et demandons-nous comment on peut se préserver de la poussière ordinaire des routes, des rues, des appartements.

Il y a quelques années, le problème ne se posait pas. La poussière était à peine une incommodité. Aujourd'hui, il n'en est plus de

(1) Voy. J. Courmont, *Inflammation*, in Traité de Pathologie générale de Bouchard, t. III, p. 418.

même. Le grand développement des tramways sur route, mais surtout des automobiles, a rendu la grande majorité des routes, surtout autour des grandes villes, absolument inhabitables. La poussière soulevée à plusieurs mètres en l'air, mettant longtemps à retomber, formant un nuage très épais, présente certainement une grave incommodité pour les voyageurs, pour les habitants des maisons voisines des routes et offre des dangers incontestables. Nos poumons ne peuvent respirer sans dommages cette « boue aérienne ». Il faut aviser. La poussière est devenue un fléau pour nos belles routes de France. Dans les villes, les mêmes inconvénients augmentent de jour en jour, surtout avec le pavé de bois, cette éponge à urine et ce générateur de poussières. Nous nous ferions un scrupule de ne pas signaler en passant le rôle néfaste des robes des femmes qui remuent la poussière dans les rues et la rapportent à la maison. Quand donc la Mode permettra-t-elle aux femmes de ne marcher qu'en robes courtes et de réserver la robe longue pour les salons? Notons aussi, en passant, l'habitude anti-hygiénique qu'ont les marchands de comestibles d'exposer en étalage à la poussière de la rue des fruits, des légumes, en un mot des mets destinés à être mangés crus. Autant les mettre à terre.

A. **La poussière des appartements**. — On ne peut se douter des kilogrammes de poussière que contient un appartement urbain, surtout aux étages inférieurs. Les domestiques ne font d'ailleurs que déplacer cette poussière qui s'accumule indéfiniment. Comment la faire disparaître? C'est à juste titre que certains règlements sanitaires (celui de Lyon, par exemple) interdisent de secouer par les fenêtres les tapis et les linges qui ont servi au nettoyage. Mais alors comment faire?

Nous ne saurions trop recommander les systèmes récents qui aspirent les poussières par le vide. Une machine à vapeur ou à pétrole fait le vide dans la rue. Dans l'appartement, des « suçeurs » de différents calibres sont promenés sur les tapis, sur les rideaux, sur les meubles, sur la tranche des livres, etc. En quelques heures, l'appartement est vidé de ses poussières qui s'accumulent dans des récipients placés dans la rue à côté de la pompe aspirante où on est étonné du volume de poussière accumulé et de la variété des menus objets (épingles, débris de toutes sortes, etc.) aspirés. Les tapis, les rideaux, les meubles ont repris une teinte de neuf.

Il faudrait absolument mettre cette opération à la portée de toutes les bourses. Elle est nécessaire en moyenne deux fois par an.

On a imaginé d'autres artifices pour empêcher les poussières de voltiger en l'air, sous l'influence du balayage; on a cherché à les rendre adhérentes aux parquets par l'emploi de substances nommées *anti-poussières*. Il y a plusieurs anti-poussières. Le principe est toujours le même: enduire les parquets d'un vernis ou d'une cire gluante qui forme à la surface de ceux-ci des chatons gras et assez volumineux à la place des fines particules de la poussière ordinaire. On promène alors sur ces parquets des linges humides pour enlever les chatons de poussière. Le balayage est, de fait, supprimé. L'atmosphère n'est, du moins, pas souillée par lui.

On a employé les anti-poussières dans les écoles, les théâtres, les hôpitaux. Le résultat est bon, mais l'application est assez difficile; le balayage est très pénible, les robes des femmes collent au parquet. Cela ne veut pas dire qu'il faille les abandonner.

On trouvera aux chapitres qui traiteront de la construction en général et de celle des hôpitaux en particulier, toute la théorie du balayage humide substitué au balayage à sec, et les différents parquets qui ont été inventés (planchers coaltarisés, paraffinés, enduits de cire imperméabilisante, planchers spéciaux, etc.) pour permettre le nettoyage humide, indispensable dans les locaux collectifs.

B. **Poussières des voies urbaines.** — Rien n'est variable comme la poussière des rues. Cela dépend surtout du pavage. Le pavage en bitume ou en pavés de pierre rend l'arrosage facile; il y a le minimum de poussières. Au contraire, les rues non pavées ou pavées en bois ne peuvent être préservées des poussières.

Quoi qu'il en soit, c'est à l'arrosage journalier qu'il faut avoir recours pour abattre la poussière des rues. Les municipalités se chargeront des chaussées et le balayage à sec sera interdit aux particuliers sur les trottoirs.

L'obligation de boîtes à ordures étanches, à couvercle fermé, à modèle uniforme et interchangeable, empêcherait les chiens et les chiffonniers de répandre des poussières dans les rues.

C. **Poussières des routes.** — Voilà le gros problème. Nous avons, en France, les plus belles routes du monde. Néanmoins l'automobile les a rendues dangereuses, désagréables et anti-hygiéniques. Comment supprimer la poussière sur les routes?

1° Arrosage. — On a parlé d'arrosage. Cela est impossible loin des villes. L'effet serait d'ailleurs bien passager. L'arrosage avec l'eau de mer ou l'eau salée se heurte aux mêmes difficultés.

2° Pétrolage. — On arrose la route avec de l'huile lourde de pétrole (25 à 50 p. 100 d'asphalte) ou de pétrole chaud (à 80° ou 90°). Les poussières sont ainsi colmatées, absolument comme avec les substances « anti-poussières » des parquets citées plus haut.

Cette pratique est très ancienne, puisque les Chinois l'ont employée; elle a surtout été exploitée en Californie avec un certain succès (le pétrole n'y coûte que 30 francs la tonne, au lieu de 200 francs en France).

En France, des essais ont été faits sur la route des Quarante-Sous à Saint-Germain, sur la voie ferrée (ballast en sable) de Bordeaux à Bayonne, etc. A Genève, en Angleterre, on a également fait des expériences. En Algérie on a substitué l'huile d'olive. Partout les résultats ont été les mêmes, c'est-à-dire que ce colmatage ne dure que quelques semaines et ne résiste pas aux premières pluies. En outre, chez nous, il revient fort cher, vu le prix du pétrole.

3° Goudronnage. — Le goudronnage est bien préférable. Il y a plus de vingt ans, en 1880, un ingénieur du gaz, M. Christophe, a gou-

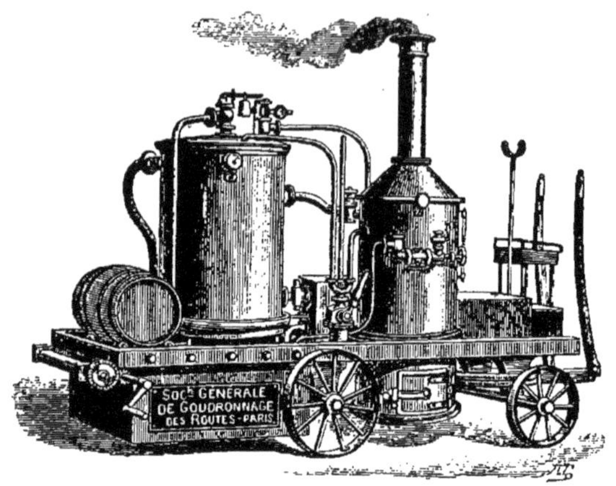

Fig. 9. — Voiture chauffe-goudron.

dronné la route de Sainte-Foy-la-Grande (Gironde). L'attention n'a été attirée sur ce procédé que depuis cinq ans. Il a été bien étudié par Guglielminetti, dans une série de travaux, avec les encouragements du Touring-Club et des différents automobiles-clubs.

Le principe est le suivant : choisir une route neuve, dure ou

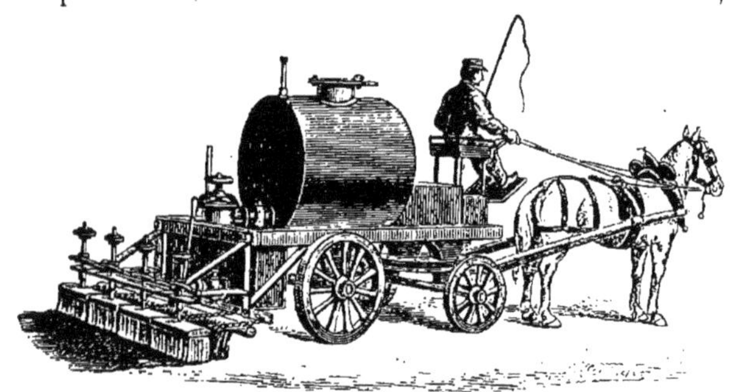

Fig. 10. — Voiture goudronneuse.

repiquée, bien balayée, assez unie, et, *par un temps sec*, verser du goudron bouillant qu'on étend avec un balais (1 kilogramme par mètre carré) ; jeter un peu de sable fin, rouler légèrement et interdire la circulation pendant douze heures environ (fig. 9 et 10). La route est ainsi dure, coaltarisée, sans poussière. On peut l'arroser sans abîmer le goudronnage. Il n'y a aucune odeur désagréable, aucun danger pour les animaux, les personnes ou les véhicules. La route est cependant fort dure pour les cavaliers.

Des essais nombreux ont été faits, à Nice, sur la route de Nogent à Champigny, à Genève, etc. Les résultats ont été satisfaisants. Si l'opération a été bien faite, la durée des bons effets du goudronnage est très considérable (un an environ); il y a même une économie d'entretien matériel de la route, si la route a été goudronnée au moment de sa réfection (0 fr. 15 par mètre carré); les réparations seront moins fréquentes qu'avec les routes actuelles.

Ce n'est pas un simple arrosage, comme dans le pétrolage; c'est une route dont le macadam est réellement et définitivement goudronné. On n'a rien trouvé de mieux pour le moment.

La tonne de goudron coûte 50 francs. On a essayé d'employer l'huile de goudron.

En Italie, Rimini a proposé l'adjonction d'un siccatif (par exemple la térébenthine).

On a aussi essayé du goudronnage *à froid* (huile de goudron, 10 p. 100; goudron de houille), au Vésinet, à Mantes, à Saint-Cloud (Pihier et Le Gavrian).

On a proposé aussi le *westrumissage*, c'est-à-dire l'emploi de la westrumite, substance obtenue par une solution de corps gras dans du goudron rendu liquide par l'adjonction de substances alcalines. On fait une solution de 5 à 10 p. 100 de westrumite. On arrose chaque mètre carré de route avec 1 litre de la solution, plusieurs jours de suite. La circulation est interrompue pendant trois heures. L'opération peut se faire en toute saison. Guglielminetti préconise ce procédé que Christiani et de Michelis condamnent. Il est certainement inférieur au vrai goudronnage, n'étant efficace que pendant quelques jours.

On a inventé une foule de produits analogues à la westrumite. Ce sont toujours des matières goudronneuses rendues solubles (apulvite, rapidite, etc.).

Christiani et de Michelis ont étudié l'*influence comparée du pétrolage et du goudronnage* des routes sur les poussières et les germes vivants de l'atmosphère. Nous n'avons qu'à reproduire un de leurs tableaux (fig. 11), pour résumer leurs résultats. Par l'humidité ou le grand soleil, les germes sont suffisamment fixés ou détruits sur les routes ordinaires pour que la différence ne soit pas très grande. Mais par la sécheresse, à l'ombre et sous l'influence du vent, le pétrolage et le goudronnage diminuent considérablement les germes de l'atmosphère.

La moyenne est la suivante :

Route normale	14
— goudronnée	6 à 8
— pétrolée	5 à 7

Le pétrole serait donc plus bactéricide et même plus immédiatement fixateur. Pour les raisons développées plus haut, le goudronnage lui est cependant supérieur.

En somme, on peut supprimer la poussière des routes ; ce n'est

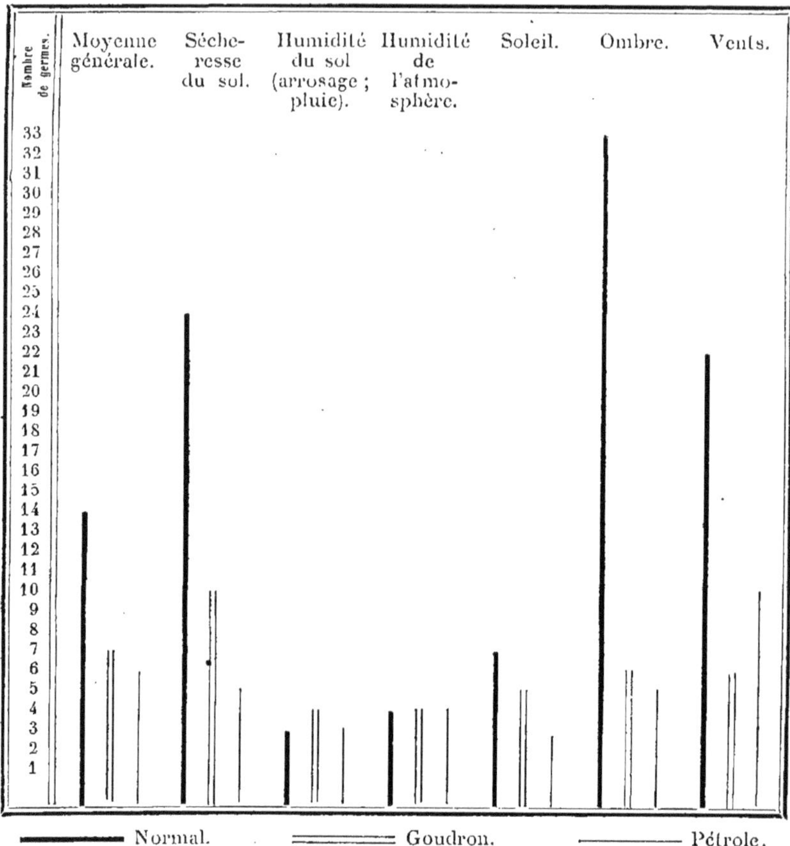

Fig. 11. — Influence comparée du pétrolage et du goudronnage sur les germes de l'atmosphère.

qu'une question d'argent. Les budgets des voiries nationales (682 francs par kilomètre et par an) et départementales (260 francs) sont devenus insuffisants depuis l'apparition des automobiles.

IV. — CORPUSCULES VIVANTS DE L'ATMOSPHÈRE (MICROBES, CHAMPIGNONS).

L'atmosphère est naturellement peuplée d'êtres vivants dont plusieurs intéressent l'hygiéniste.

Nous laisserons de côté toute la question de la propagation des maladies infectieuses (peste, fièvre jaune) ou parasitaires (filariose) par les *moustiques* ou insectes quelconques. On retrouvera ces intéressants chapitres dans la partie épidémiologique de l'ouvrage.

Nous ne voulons traiter ici que des corpuscules microscopiques (microbes ou champignons) qui existent dans l'atmosphère et peuvent jouer un rôle en pathologie.

I. — DÉCOUVERTE DES AGENTS FIGURÉS VIVANTS DE L'ATMOSPHÈRE.

Hippocrate disait déjà que l'air est le réceptacle de germes qui causent les épidémies. Cette opinion s'était conservée intacte. Pendant la grande épidémie de choléra qui désola l'Europe en 1847-48, beaucoup de médecins accusèrent l'air de propager la maladie. Il en avait été de même lors des grandes épidémies de peste. Pendant l'épidémie de choléra de 1853-54, Thompson et Osborne crurent remarquer qu'un flacon d'eau distillée placé dans une chambre de cholérique se peuplait de nombreux microbes.

En réalité, il faut arriver à Pasteur (1), pour trouver une démonstration de l'existence, dans l'atmosphère, de microbes ou de champignons vivants. C'était au cours de la mémorable campagne qu'il soutint contre les partisans de la génération spontanée.

Un flacon de bouillon stérilisé se trouble rapidement et devient une culture s'il reste débouché à l'air. Il demeure indéfiniment clair et stérile, si l'air, avant d'entrer, est filtré à travers l'ouate ou est grillé à travers un tube de platine porté au rouge. Dans l'ouate on retrouve tous les germes qui ont été mécaniquement arrêtés.

Tyndall avait déjà montré que la filtration sur ouate donne un air *optiquement pur*, c'est-à-dire privé des corpuscules qui rendent visible un rayon lumineux pénétrant par une fente dans une chambre obscure.

C'est à Miquel (*Annuaire de Montsouris*, 1876-1900) qu'on doit la plupart des recherches sur les germes de l'atmosphère.

Avons-nous besoin de rappeler que la découverte des germes de l'atmosphère a conduit à celle de l'asepsie et de l'antisepsie chirurgicales, c'est-à-dire à une révolution dans l'art de guérir?

II. — PROVENANCE DES AGENTS FIGURÉS DE L'ATMOSPHÈRE.

Les microbes, les champignons n'existent pas normalement dans l'air ; ils n'ont aucun moyen de se maintenir par eux-mêmes au-dessus du sol. Les agents figurés de l'atmosphère ne sont donc en réalité que ceux du sol que les vents, les courants d'air, la vie humaine et

(1) Pasteur, Mémoire sur les corpuscules organisés qui existent dans l'atmosphère, 1861.

animale font momentanément quitter la surface pour s'élever plus ou moins haut dans l'air. Ce sont des poussières vivantes, mais ce ne sont que des poussières passives au point de vue de leur dissémination. Le vent ne peut enlever des microbes à la surface des eaux ou aux surfaces solides simplement humides ; il ne peut entraîner que les poussières chargées de microbes. Cependant des courants très forts (4 mètres par seconde, Flügge), balayant la surface des eaux, enlèvent aussi quelques gouttelettes très fines (sorte d'embrun) chargées de microbes ; ces gouttelettes s'évaporent et livrent leurs microbes à l'atmosphère ; mais cette origine est très rare.

Ces simples et banales réflexions donnent la clef de la répartition des microbes dans l'air, suivant l'altitude, le voisinage des villes, l'atmosphère ensoleillée ou obscure, etc.

L'air, par lui-même, ne peut servir de milieu de culture aux microbes ou aux champignons. Ceux-ci ne sont pas pour lui des parasites, ce ne sont que des hôtes accidentels, en général contenus dans les poussières provenant de la désagrégation des surfaces.

Les microbes sont presque toujours englobés dans des poussières et entraînés avec elles ; exemple : les crachats desséchés des phtisiques, les fausses membranes desséchées d'un diphtérique, les croûtes d'un varioleux ou d'un scarlatineux.

Ils peuvent aussi être enrobés dans de fines gouttelettes ; exemple : les gouttelettes bacillifères que projettent les phtisiques au moment de la quinte de toux (Flügge).

III. — NOMBRE ET TOPOGRAPHIE DES AGENTS FIGURÉS DE L'ATMOSPHÈRE.

En fait, les microbes de l'atmosphère sont suffisamment nombreux, au moins dans les milieux habités, pour que tout liquide organique se putréfie rapidement s'il n'est pas stérilisé et préservé du contact de l'air.

Par comparaison, l'air contient infiniment moins de microbes que le sol et l'eau de surface. La proportion entre l'air et le sol est en moyenne de 1 à 100 000. L'air est un milieu défavorable à la pullulation des germes ; c'est certainement le moins contaminé de tous ceux qui nous entourent.

Mais tous ces chiffres sont excessivement variables.

On peut dire que les germes sont d'autant plus nombreux qu'on analyse un air plus rapproché d'une agglomération civilisée. Il faut, en outre, tenir compte de la lumière, de la dessiccation, etc., qui détruisent les germes. Nous avons déjà parlé (p. 48) de cette influence stérilisante de la lumière. Il y aura donc une grande différence, dans un appartement par exemple, entre la richesse microbienne d'une chambre obscure et humide et celle d'une chambre ensoleillée et sèche. La ventilation, l'altitude modifieront profondément la teneur de l'air en germes. On verra plus loin, à la *Climatologie*, l'influence des climats et des saisons. L'humidité favorise grandement les moisissures.

Voici quelques chiffres dus à Miquel :

	Par mètre cube.
Air de la rue de Rivoli	5.500 microbes.
— du Parc de Montsouris	760 —
— de la mairie du IVe arrondissement	462 —
— du Panthéon (74 m.)	28 —

qui donnent une idée de la répartition des microbes dans une grande ville.

Ils sont bien supérieurs si on pénètre dans une maison (surtout sombre, humide), dans une salle d'hôpital; on peut alors obtenir des chiffres invraisemblables (20 000 microbes par mètre cube et plus). Une cour de l'Hôtel-Dieu de Lyon contenait 1881 microbes et 833 moisissures par mètre cube par une température extérieure de + 5° (Rossi). Il va sans dire que l'agitation des poussières d'un appartement joue un grand rôle. L'air d'une chambre soigneusement fermée et non habitée est presque aseptique, même si la chambre est très contaminée, au bout d'une heure de repos, dès que les grosses poussières sont tombées. Le moindre courant d'air a l'effet inverse.

Les moisissures ont été rarement bien étudiées. Pour Miquel, le rapport des moisissures aux bactéries est plus élevé dans l'air des campagnes et celui des égouts que dans celui des villes. Les spores des champignons sont, en tout cas, plus nombreuses dans l'air que dans l'eau ou sur le sol.

Voici des chiffres comparatifs dus à Miquel :

	Bactéries.	Moisissures.
Parc de Montsouris	237	195
Parc de l'Hôtel-de-Ville	7.570	2.090
Passage Saint-Pierre	8.125	2.490
Air des égouts	2.075	3.940

Dès qu'on s'élève dans l'air, le nombre des microbes diminue rapidement; nous l'avons dit, les microbes ne peuvent se maintenir ou s'élever dans l'air par eux-mêmes, ils obéissent aux lois de la pesanteur. On peut même dire qu'à tout prendre une très petite partie de l'atmosphère, celle qui enveloppe immédiatement la surface peuplée de la terre, contient des microbes en proportion notable.

Voici des chiffres provenant de lieux élevés (de Freudenreich) :

Nombre de bactéries dans 10 mètres cubes (10 000 litres).

Alpes Bernoises (2 400 m.)	0
Col du Théodule (3 350 m.)	3,3
Glacier d'Aletsch (3 000 m.)	10
Lac de Thoune (560 m.)	8
Hôtel de Bellevue	25

Cristiani, pendant une ascension, a bien montré cette purification de l'air à mesure qu'on s'élève :

Altitude	550 m. (Genève).	3.400	colonies dont	100	moisissures
—	630	2.100	—	100	—
—	700	0	—	0	—
—	800	900	—	100	—
—	900	1.300	—	0	—
—	1.000	4.900	—	100	—
—	1.100	100	—	0	—
—	1.350	0	—	0	—
—	1.700	0	—	0	—

L'air de la mer, loin des côtes, est aussi pur que celui des hauts sommets. De 1881 à 1886, Miquel et Moreau ont analysé 112 855 litres d'air marin près ou loin des côtes, et n'ont trouvé que 102 microbes, soit 1 *par mètre cube*; il n'y avait pas un seul microbe dans 9 980 litres filtrés en pleine mer. L'air est donc aseptique dès qu'on s'éloigne des endroits habités. Cela est facile à comprendre, puisque les microbes tombent à terre comme toute particule pesante et que l'évaporation (même d'infusions putrides, Miquel) n'en entraîne aucun.

Ficher a confirmé les résultats de Miquel et Moreau.

Dans le désert de Lybie, Engel (1905) n'a trouvé que 28 microbes (dont aucun pathogène) dans 100 litres d'air.

Les microbes sont donc cantonnés dans le fond des vallées habitées. Le total des microbes de l'atmosphère terrestre est en somme assez faible. Il serait nul sans les mouvements atmosphériques et ceux de la vie. Il est égal à celui des microbes des poussières si on agite celles-ci. *L'air ne contient des microbes que grâce aux poussières*, et, dirons-nous, *aux grosses poussières*. Ainsi s'explique la purification, par la simple pesanteur, à l'abri des courants d'air.

Le nombre des microbes de l'air varie avec les saisons (Voy. *Climatologie*, p. 75).

IV. — LA CONTAGION PAR L'AIR.

Le plus grand nombre des microbes ou des champignons de l'air est inoffensif vis-à-vis de l'organisme humain ; un certain nombre de maladies infectieuses peuvent cependant se propager par l'atmosphère.

Autrefois (1), la contagion par l'air résumait toute l'épidémiologie; progressivement, presque toutes les maladies infectieuses ont été écartées du cadre des infections d'origine atmosphérique. L'air expiré, même par des malades, a été montré très pur, plus que l'air inspiré (comme 1 est à 600) (Tyndall, Strauss et Dubreuilh, Gunning);

(1) Lire Monneret, Traité de pathologie générale, 1870. — L. Colin, Traité d'épidémiologie, 1880. — Se rappeler les premiers pansements listériens, le spray, etc.

il ne contient pas de bacilles tuberculeux (Grancher, etc.). Cependant, le rôle de l'air dans la propagation de certaines maladies ne peut être nié, comme on va le voir. Miquel a même vu que les crues bactériennes atmosphériques observées à Montsouris précédaient un accroissement de la mortalité à Paris. Il est vrai que cet accroissement microbien de l'air pourrait bien être parallèle à celui des maladies infectieuses, sans en être la cause, les mêmes influences cosmiques agissant sur les microbes de l'air et sur ceux de l'organisme humain.

Mais, outre que la plupart des microbes de l'air ne sont pas pathogènes, tous les microbes pathogènes absorbés par nos voies respiratoires ne donnent pas naissance aux maladies correspondantes. L'organisme est puissamment armé pour la défense : cils vibratils, mucus, phagocytose, etc.

On sait, depuis Buchner (bactéridie charbonneuse), depuis Veraguth, Tappeiner (bacille tuberculeux), que l'infection pulmonaire est réalisable, mais on sait aussi que le poumon peut résister à l'injection dans les alvéoles mêmes de fortes doses de microbes pathogènes. Il résiste même le plus souvent. Une des portes d'entrée les plus vulnérables paraît être l'amygdale, surtout lorsqu'elle est enflammée et hypertrophiée ; c'est par elle que pénètrent la diphtérie, la scarlatine et peut-être d'autres infections.

Faisons le bilan des maladies qui peuvent être propagées par l'air, que les microbes soient seuls en cause, ou qu'ils soient transportés par des poussières.

Parmi celles dont le microbe est encore inconnu, signalons en première ligne la *rougeole* et la *coqueluche*. Le germe de ces maladies est fort ténu et se propage facilement par l'air. L'homme étant, d'autre part, très réceptif, un rubéolique ou un coquelucheux sont l'origine d'épidémies massives.

L'air peut aussi, mais d'une façon moins immédiate, transporter la *scarlatine*, la *variole* par l'intermédiaire de poussières croûteuses, mais ces épidémies sont *en chapelet* et non massives.

Les *oreillons* peuvent aussi, peut-être, se propager par l'air.

Si nous passons aux microbes connus, nous pouvons énumérer tous ceux qui font suppurer les plaies : *staphylocoques pyogènes*, *streptocoque de l'érysipèle*, etc. Chatin (1893) a isolé directement le streptocoque pyogène, en faisant barboter de l'air dans une décoction acide de touraillon à 5 p. 100, milieu proposé par G. Roux en 1889. Il n'en est pas moins vrai que les suppurations et les érysipèles se produisent mieux par la souillure des objets de pansement que par l'air. Les chirurgiens, lorsqu'ils font une laparotomie, s'inquiètent bien plus de l'asepsie de leurs mains et de leurs instruments que d'empêcher l'air de lécher le péritoine, ce qui est d'ailleurs impossible à éviter.

On trouve dans l'air : le *Micrococcus tetragenus*, le *Micrococcus prodigiosus*, le *Bacillus subtilis*, le *Mycoderma aceti*, le *Bacterium amylobacter* et tous les ferments connus. On y trouve le *pneumocoque*, le *vibrion septique*, etc., en un mot tous les microbes du sol et des poussières, ce qui est tout naturel. On y trouve parfois le *bacille d'Eberth*, la propagation de la fièvre typhoïde par l'air étant admise par certains auteurs.

L'air paraît jouer un rôle important dans la propagation de la *grippe*. On n'a cependant pas retrouvé, dans les analyses, le microbe de Pfeiffer.

La *bronchopneumonie* (pneumocoque, streptocoque) se propage certainement par l'air dans les salles de rubéoliques ou de coquelucheux.

Restent la diphtérie et la tuberculose.

La *diphtérie* a une contagion en général directe, par les objets ou les attouchements directs. Cependant, une chambre ayant contenu un diphtérique, et non désinfectée, est certainement contagieuse par les poussières qui restent chargées de germes diphtériques.

La *tuberculose* se propage de deux façons distinctes. Flügge a montré que le tuberculeux, en toussant ou en éternuant, projette à 1 mètre ou 1^{m},50 de sa bouche de fines gouttelettes chargées de bacilles très actifs. Si ces bacilles vont directement sur les lèvres d'une autre personne, la contagion par l'atmosphère est ici réalisée dans toute sa pureté, absolument comme pour la rougeole ou la coqueluche. En dehors de cela, les crachats desséchés, transformés en poussières, contiennent des bacilles encore vivants et virulents et peuvent contaminer, par la voie respiratoire ou stomacale, toute personne qui les respirera ou les avalera.

On trouve des bacilles de Koch dans toutes les salles d'hôpital, dans le nez des infirmiers (Straus), etc.

Tous les germes peuvent donc se trouver dans l'air, au moins à titre accidentel. Mais il faut considérer un autre facteur, pour se faire une idée exacte des dangers que nous courons par la contamination atmosphérique.

Certains germes sont très légers et très diffusibles (rougeole, coqueluche), mais ils sont très fragiles et périssent en quelques heures ou quelques minutes (même sans ensoleillement). Toute désinfection est inutile. D'autres sont moins diffusibles, mais sont très résistants aux causes habituelles de destruction (scarlatine, variole, diphtérie, tuberculose, etc.). C'est ainsi que le *bacille de Koch* résiste au moins 150 jours (Cadéac et Malet) et probablement beaucoup plus, à la dessiccation dans les poussières. La diphtérie récidive dans les mêmes locaux avec une persistance désespérante. Pour ces microbes, une désinfection minutieuse est indispensable et n'est même pas toujours efficace.

En somme : microbes très divers dans l'atmosphère, les uns diffusibles, les autres lourds, enrobés dans des poussières, les uns très fragiles, les autres très tenaces, éprouvant tous une certaine difficulté à s'introduire dans l'organisme par les voies respiratoires en raison de nos défenses naturelles.

N'oublions pas les champignons. Le muguet se propage certainement par l'air. G. Roux a isolé le *champignon du muguet* de l'air des hôpitaux, en faisant passer de grandes quantités d'air soit dans la solution acide de touraillon, soit sur de la carotte, du citron, etc. (1).

V. — ASSAINISSEMENT DE L'AIR.

L'assainissement spontané de l'air se fait par deux procédés principaux : 1° le vieillissement, la dessiccation ; 2° la lumière solaire. On pourrait y ajouter l'action de la pesanteur, l'adhérence des microbes au sol plus ou moins agglutinant. Il est certain que la lumière solaire surtout est un des plus puissants moyens de désinfection, d'où la nécessité de construire des maisons bien aérées, bien ensoleillées.

Artificiellement, nous avons tous les procédés de désinfection, soit des appartements, soit des usines, soit des navires, etc. Toutes ces parties seront traitées à leur place respective.

VI. — ANALYSE BACTÉRIOLOGIQUE DE L'AIR.

Il faut d'abord récolter, condenser les microbes de l'air, puis les numérer, enfin chercher à les différencier.

A. ***RÉCOLTE DES AGENTS FIGURÉS DE L'ATMOSPHÈRE.*** — Le simple *examen microscopique* est insuffisant pour les microbes. Il peut être utilisé pour les algues, les pollens, les œufs d'infusoires, etc. On utilise alors des *aéroscopes*. Le premier fut celui de Pouchet (1859). L'*aéroscope à girouette* de Miquel est le plus employé (fig. 12). A est toujours tourné du côté du vent, et B en sens inverse. L'étrier C porte une lamelle enduite d'une substance visqueuse qui fixe les corpuscules de l'air entraîné dans le cone A. Cette méthode n'a rien de bactériologique.

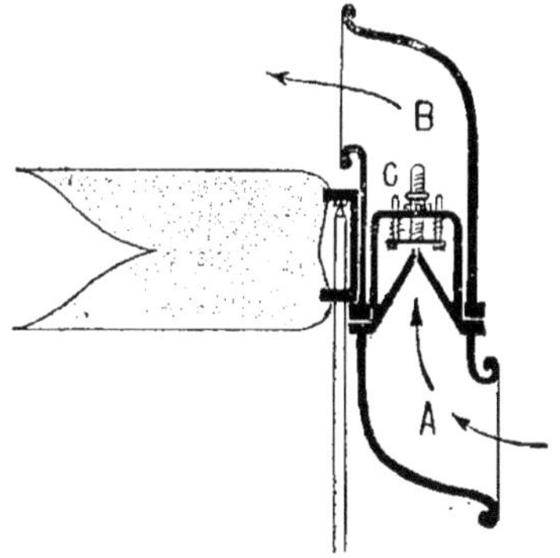

Fig. 12. — Aéroscope de Miquel.

C'est Pasteur qui a eu, le premier, l'idée de faire développer, dans un milieu nutritif, les microbes d'un volume d'air déterminé, filtré à

(1) Vellat, Thèse de Lyon, 1892.

travers du coton. Miquel a introduit la méthode du fractionnement, comme pour l'eau. D'autres ont remplacé le coton par des substances solubles.

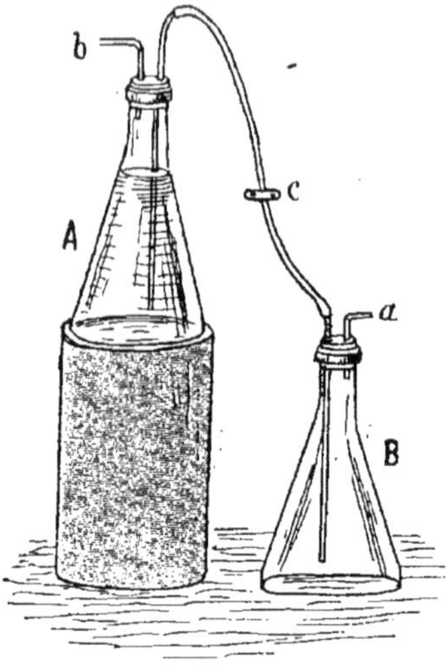

Fig. 13. — Dispositif pour l'aspiration de l'air.

En tout cas, le principe est le suivant : faire passer une quantité d'air connue soit directement dans un milieu nutritif, soit dans une substance qu'on dissout ensuite dans l'eau ou dans le milieu nutritif, et opérer comme pour les liquides.

B. ***ANALYSE QUANTITATIVE.*** — Pasteur a eu le premier l'idée de faire développer, dans du bouillon, les microbes d'un volume d'air déterminé filtré à travers du coton. Miquel, dès 1887, a obtenu une numération en fractionnant le bouillon ensemencé, comme il l'avait fait pour l'analyse quantitative de l'eau.

1° Méthode du fractionnement du bouillon. Procédé de Miquel. — On fait barboter un volume d'air connu à l'aide d'un aspirateur (1) dans une masse de bouillon contenue dans un ballon à trois tubulures (fig. 14, *a*, *d*, *e*). Le tube d'entrée de l'air plonge jusqu'au fond

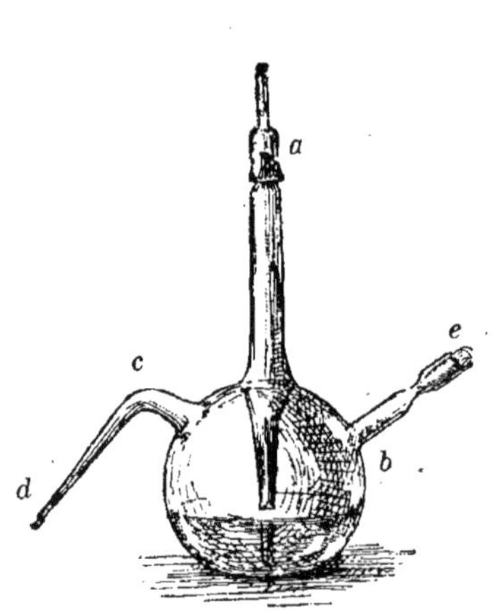

Fig. 14. — Matras barboteur de Miquel.

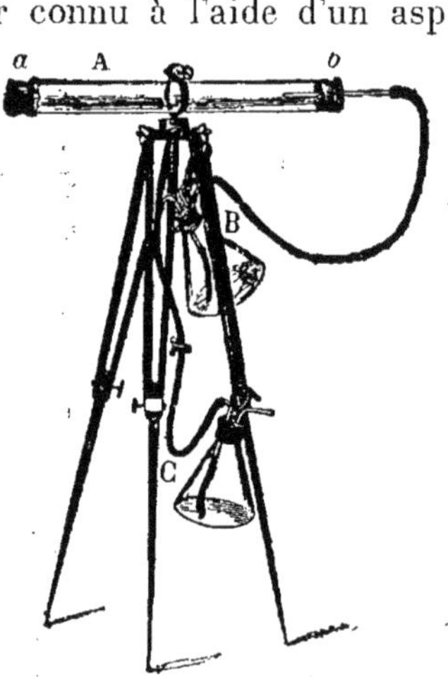

Fig. 15. — Appareil de Hesse.

(1) On fera l'aspiration à l'aide d'une trompe quelconque ou avec deux flacons aspirateurs comme ceux représentés figure 13. La rapidité de l'écoulement est réglée par une pince de Bohême C. Le volume d'eau écoulée étant connu, on saura le volume d'air aspiré. Lorsque le premier flacon A s'est vidé dans le flacon B, on peut changer les flacons de position et noter simplement le nombre de changements des flacons opérés pendant un temps donné.

du bouillon ; le tube de sortie est garni d'un tampon d'ouate. L'opération terminée, on repousse le tampon d'ouate dans le bouillon avec un fil de platine flambé. On agite le flacon et on répartit le bouillon en un nombre de petits ballons assez grand pour qu'une bonne moitié ne se trouble pas. On porte les ballons à l'étuve, on compte les ballons troubles, et on calcule d'après le nombre des litres d'air qui ont barboté.

2° **Méthode du passage de l'air sur gélatine solide.** — Cette méthode s'emploie de deux façons différentes :

a. ***Procédé de Koch.*** — Koch (1881) a appliqué sa méthode de cultures sur plaques à l'analyse de l'air, en faisant passer un courant d'air sur une plaque de gélatine.

b. ***Procédé de Hesse.*** — Hesse a perfectionné cette méthode (1884). Son appareil (fig. 15) consiste en un grand tube de verre (A) ouvert aux deux bouts, long de 70 centimètres, large de $0^{m},035$. Une extrémité (*a*) est fermée par un capuchon de caoutchouc bien tendu, percé d'un trou rond de 1 centimètre de diamètre ; l'autre est fermée par un bouchon de caoutchouc (*b*) laissant passer un tube de verre muni de deux tampons d'ouate. On introduit 50 centimètres cubes de gélatine fondue dans le tube et on bouche l'extrémité *a* avec un capuchon plein ; le tout est stérilisé à l'autoclave sous pression. Au refroidissement, on tourne le tube d'après la méthode d'Esmarch pour enrouler la gélatine en couche mince sur tout le pourtour. On met alors le tube horizontalement sur un pied, on enlève le second capuchon de caoutchouc et on adapte un aspirateur (B, C) au tube *b*. Il ne faut pas faire passer plus d'un litre d'air par trois minutes. L'expérience finie, on met le tube à $+22°$, et on compte les colonies au bout de quelques jours.

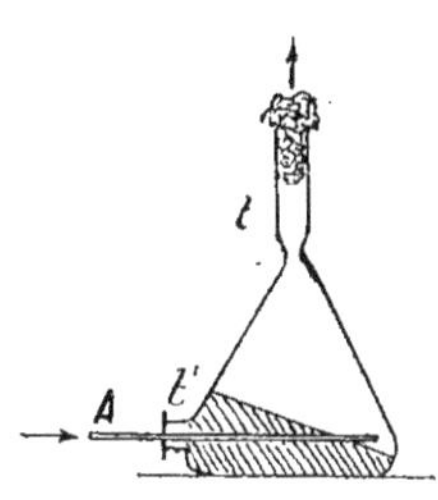

Fig. 16. — Flacon à gélatine de Miquel.

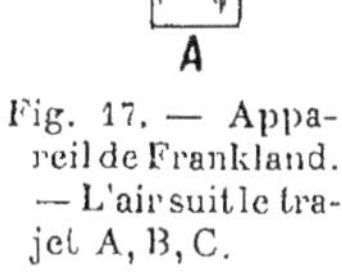

Fig. 17. — Appareil de Frankland. — L'air suit le trajet A, B, C.

Cet appareil est encombrant et la gélatine se dessèche vite.

c. ***Procédé de Miquel*** (1895). — Un vase conique, à deux tubulures, *t* et *t'* (fig. 16), contient de la gélatine solidifiée. Une pointe de verre capillaire A traverse la gélatine ; elle est enlevée au commencement de l'expérience. On aspire par *t* un volume d'air connu, qui traverse ainsi le petit tunnel de gélatine, et y abandonne ses germes. On ferme alors *t'* avec un bouchon de liège flambé. On fond doucement la gélatine. On a ainsi une plaque comme en boîte de Pétri.

3° **Méthode de l'ensemencement en gélatine fondue.** — Plusieurs procédés peuvent être utilisés :

*a. **Procédé de Frankland.*** — Frankland fait passer un volume d'air connu à travers un tube de verre AC muni de deux bourres de soie de verre (B et B') (fig. 17). Puis, chaque bourre est introduite dans un flacon contenant de la gélatine fondue ; on agite et on étale d'après la méthode d'Esmarch. La dissociation de la soie de verre est très difficile.

*b. **Procédé de Pétri.*** — Pétri filtre sur du sable blanc très fin. Dans un tube de verre de 9 centimètres de long sur $1^{cm},5$ à $1^{cm},8$ de large, il dispose au moyen de culots en toile métallique (b^1, b^2, b^3, b^4) deux amas de sable fin de 3 centimètres de longueur chacun (c^1, c^2) (fig. 18). Les deux extrémités sont bouchées avec un tampon d'ouate et l'appareil est stérilisé. Pour s'en servir, on enlève les deux tampons et on met en communication avec un aspirateur puissant (*d*, *f*, *g*, *h*). On mêle ensuite le sable à la gélatine fondue et on enroule celle-ci en tubes d'Esmarch. L'inconvénient de ce procédé réside surtout dans la résistance du sable au passage de l'air.

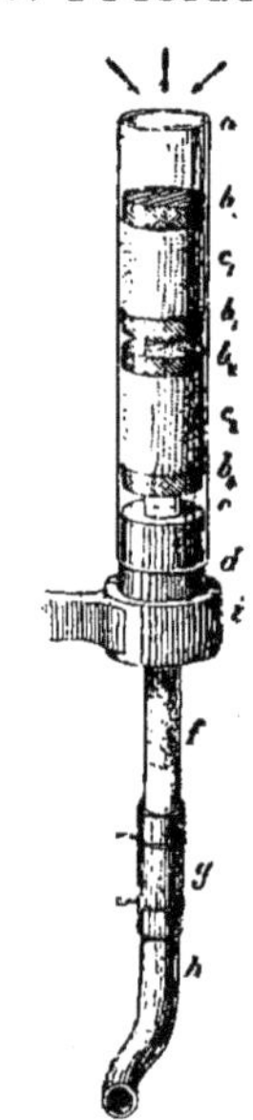

Fig. 18. — Appareil de Pétri. — L'air suit le trajet *a*, *b*, *c* *d*, *e*, *f*, *g*, *h*.

*c. **Procédés de Miquel et de Salomonsen.*** — Miquel a remplacé le sable par des poudres solubles qui disparaissent dans la gélatine : sucre de canne ou sulfate de soude anhydre (déjà préconisé par A. Gautier). Il recommande le tube de verre dessiné figure 19. Le tampon inférieur préserve des poussières extérieures. Le second soutient la poudre filtrante (8 à 10 centimètres) ; il est maintenu par l'étranglement *a*. L'extrémité supérieure est bouchée par un capuchon rodé *b*. On stérilise à + 170° pendant deux à trois heures. On enlève le capuchon *b* et on aspire de haut en bas.

Salomonsen emploie simplement un tube effilé (fig. 20).

*d. **Procédé de Straus et Wurtz.*** — Straus préfère faire barboter l'air directement dans la gélatine fondue, comme Miquel dans le bouillon. L'appareil (fig. 21) se compose d'un tube de verre A, très renflé à sa partie médiane, destiné à recevoir la gélatine. Un second tube, B, de petit calibre et finement effilé, plonge dans le premier. Son renflement supérieur rodé (C) ferme hermétiquement le tube A. Celui-ci porte latéralement une tubulure D munie d'un étranglement pour retenir les bourres de coton. On met un tampon d'ouate à l'extrémité supérieure du tube B, en E.

L'appareil stérilisé, on verse dans le tube A 10 centimètres cubes de gélatine et une goutte d'huile stérilisée (pour empêcher la gélatine de mousser pendant le barbotage). Le tout est stérilisé à l'autoclave à +115° pendent quinze minutes.

On relie alors D à un aspirateur et on enlève la bourre F. On tient l'appareil à la main pendant toute l'opération pour maintenir la gélatine liquide. On peut faire passer 50 litres en un quart d'heure. Le passage terminé, on remet une bourre en F, on souffle par D pour faire monter plusieurs fois la gélatine en B. On enlève la bourre F et on pousse avec un fil de platine stérilisé la bourre G dans la gélatine. On replace la bourre F et on agite. On enroule la gélatine sur les parois du tube A d'après le procédé d'Esmarch.

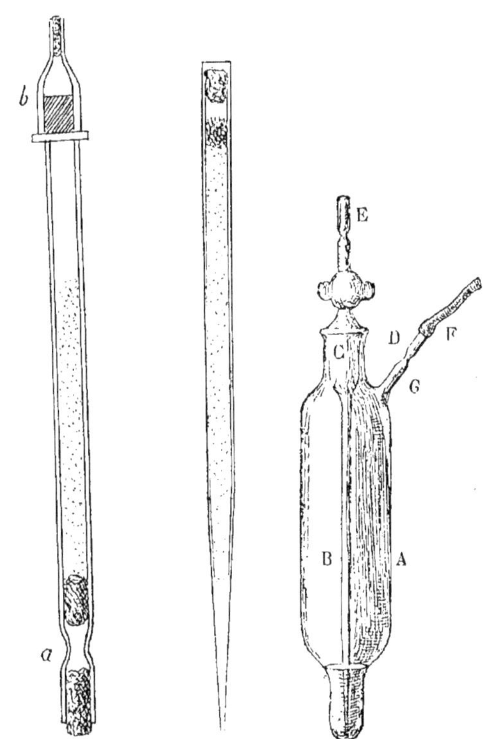

Fig. 19. — Tube de Miquel. Fig. 20. — Tube de Salomonsen. Fig. 21. — Appareil de Straus et Wurtz.

4° **Méthode du papier à la gelée de lichen.** — Le courant d'air de l'aéroscope est reçu sur une feuille de papier recouverte d'une gelée de lichen. A l'aide de ce procédé, Miquel est parvenu à enregistrer, pour les différentes heures du jour, les colonies microbiennes provenant d'un volume d'air déterminé. Le papier porte une graduation horaire et tourne par un mouvement de pendule. La gelée est ensuite regonflée dans une cloche pleine de vapeur d'eau, etc., comme pour les procédés approximatifs d'analyse de l'eau.

C. ***ANALYSE QUALITATIVE.*** — L'analyse qualitative de l'air donne lieu aux mêmes réflexions que celle de l'eau. On se servira des mêmes moyens de diagnose pour différencier les colonies isolées par l'analyse quantitative. On préférera alors la méthode de Frankland qui permet la filtration de grandes quantités d'air : l'aspiration peut fonctionner pendant plusieurs jours. On enlève alors les bourres et on les jette dans des tubes d'eau stérilisée qu'on agite en les maintenant à 0°. Cette eau et la bourre seront ensemencées dans de la gélatine fondue qu'on étalera en tubes d'Esmarch ou en boîtes de Pétri.

Si on connaissait mieux les milieux nutritifs qui conviennent plus spécialement à chaque espèce microbienne, on obtiendrait d'emblée des cultures en faisant passer un courant d'air sur une série de milieux. Il faudrait rechercher ces milieux spéciaux. Quelques exemples sont encourageants. G. Roux, voulant isoler le champignon du muguet dans l'air des hôpitaux, réussit à obtenir des cultures pures, en faisant passer de grandes quantités d'air soit dans la solution acide de touraillon, soit sur de la carotte, du citron (1). Chatin (2) a isolé directement le streptocoque pyogène, en faisant barboter de l'air dans une décoction acide de touraillon à 5 p. 100, milieu proposé par G. Roux en 1889.

A la campagne, malgré la présence sur le sol de microbes pathogènes très dangereux (*bacille tétanique*, *vibrion septique*, etc.), on n'obtient, même avec 100 mètres cubes d'air, que des poussières non pathogènes. Les poussières des villes sont plus dangereuses.

(1) Vellat, *Thèse de Lyon*, 1892.

(2) Chatin, Recherches des streptocoques dans l'air atmosphérique. *Thèse de Lyon*, 1893. On y trouve toute la bibliographie de la recherche des microbes de l'air.

CLIMATOLOGIE

PAR

CHARLES LESIEUR

Chef des travaux d'hygiène à la Faculté de médecine de Lyon.
Chef de service à l'Institut bactériologique de Lyon.

L'étude des climats trouve naturellement sa place en hygiène après celle de l'atmosphère : elle n'est, en effet, que la synthèse, à propos des différentes régions habitées par l'homme, des conditions ambiantes, et en particulier des conditions météorologiques, qui ont été analysées dans le chapitre précédent. Son importance sociale, sur laquelle insistait déjà Montesquieu, n'est plus à démontrer : on sait combien les climats malsains activent la dépopulation, et nous montrerons quel est le rôle de la climatologie dans l'avenir des colonisations (1).

Définitions. — Hippocrate entendait par climat l'ensemble des circonstances physiques propres à chaque localité, envisagées dans leurs rapports avec les êtres vivants : la climatologie était, pour lui, « la connaissance de l'air, des eaux et des lieux ». Cette définition s'applique bien aux climats considérés dans leur sens le plus général, au point de vue géographique par exemple, et on peut en rapprocher celle de Rochard et de Leroy de Méricourt : les climats sont les parties du globe présentant les mêmes conditions physiques et réagissant de la même manière sur la santé des habitants.

Mais, pour les hygiénistes, la flore et la faune des régions habitées par l'homme n'ont qu'une importance relative, et l'étude de l'eau et du sol mérite une place à part. Aussi les définitions données par eux sont-elles moins compréhensives, accordant surtout une importance à la température et à l'hygrométrie, aux pluies et aux vents, dans la délimitation des climats.

Déjà, de Humboldt faisait des climats « un ensemble de lignes isothermes », et Rochard accepte cette définition. Fonssagrives

(1) Lire : Fonssagrives, *Dictionnaire encyclopédique des sciences médicales*; Rochard et Leroy de Méricourt, *Dictionnaire de médecine et de chirurgie pratiques et Encyclopédie d'hygiène*, les *Traités de géographie médicale, de climatologie ou de pathologie exotique*, de de Humboldt, Hirsch, Bordier, Maury, Lombart, Duthouleau, Kelsch et Kiener, J. Navarre, De Brun, Treille, Brault, Le Dentu, Laurent, Wurtz et Thiroux, etc.

entend par climat « la formule météorologique d'un pays », et Proust « la constitution générale de l'atmosphère d'un lieu ». Les éléments fondamentaux d'un climat seraient la température et l'humidité d'après Tyler, et, d'après Joly, l'état électrique.

Pour nous, hygiénistes et médecins, nous considérerons un climat comme l'*ensemble des régions ayant les mêmes caractères généraux au triple point de vue météorologique, physiologique et pathologique*, car c'est surtout de ces trois ordres de faits, quoique la correspondance entre eux ne soit pas absolue (Hirsch), que nous pourrons tirer des applications à l'hygiène et à la prophylaxie.

Divisions. — L'étude des climats en particulier doit être précédée d'un chapitre de *climatologie générale*. Plus loin, on trouvera traitée la question de l'eau et du sol, et déjà celle de l'atmosphère a été étudiée par J. Courmont (Voy. p. 27); nous y renverrons le lecteur. Mais nous devrons développer d'abord quelques points relatifs aux principales données climatériques : température et hygrométrie ; pluies et neige ; vents et orages ; courants chauds des mers, etc.

Les climats du globe ont été divisés par les géographes et les hygiénistes, surtout d'après la température moyenne des contrées. Depuis M. Lévy et plus encore Rochard, on les sépare en suivant des lignes passant par les pays de même température moyenne, les *lignes isothermes* de de Humboldt. Ces lignes ne sont parallèles à l'équateur que dans leur direction générale ; plusieurs influences tendent à les rendre plus ou moins irrégulières, et c'est ainsi que sur nos côtes, par exemple, elles se relèvent vers le pôle à cause du voisinage d'un courant marin d'eau chaude, le Gulf-Stream ; on n'en donne pas moins le nom d'*équateur thermique* à la ligne isotherme de + 28°, située un peu au nord de l'équateur géographique, et celui de *pôle de froid* aux pays dont la température moyenne ne monte pas au-dessus de — 15° (Sibérie).

Partant de ces données, on divise le globe, depuis M. Lévy et surtout Rochard, de la façon suivante, en se dirigeant de l'équateur vers les pôles (Planches I et II) : au centre, deux climats *torrides* ou *tropicaux*, l'un boréal, l'autre austral, n'en faisant qu'un en réalité, comprenant l'équateur, et s'étendant de l'équateur thermique + 28° à la ligne isotherme + 25° ; ensuite, deux climats *chauds*, l'un austral, l'autre boréal, allant de la ligne isotherme + 25° à la ligne isotherme + 15° ; deux climats *tempérés*, de la ligne isotherme + 15° à la ligne isotherme + 5° ; deux climats *froids*, de la ligne isotherme + 5° à la ligne isotherme — 5° ; deux climats *polaires*, de la ligne isotherme — 5° à la ligne isotherme — 15°.

Mais, dans chacun de ces climats, on peut observer de grandes différences régionales (Rochard) : c'est ainsi qu'au voisinage de la mer les oscillations thermométriques et hygrométriques sont toujours moins marquées, tandis qu'au sein des continents, surtout en plaine, ces oscillations sont plus fortes. Aussi a-t-on subdivisé (Rochard) chaque zone climatérique en climats *marins* et climats *continentaux* ou *intérieurs*, et en climats de *plaine* et climats d'*altitude*.

Nous craindrions, en tenant trop rigoureusement compte de ces subdivisions, de morceler à l'infini notre étude de la climatologie. Aussi grouperons-nous autant que possible les régions climatériques analogues.

C'est ainsi que nous étudierons d'abord en détail les *climats tempérés*, que nous habitons et que nous connaissons le mieux, et cela en prenant, pour type général d'étude, le plus répandu d'entre eux, celui des *plaines intérieures* ou *continentales*. Mais, à propos de ces climats tempérés, nous traiterons de la question des *climats maritimes* et des *climats d'altitude*, dont les caractères sont précisément surtout différenciés dans les régions tempérées, beaucoup plus que dans les zones chaudes ou froides. La subdivision climatérique des pays qui nous intéressent le plus, l'*Europe* et la *France*, nous amènera à traiter ici la question des *plages méditerranéennes*, que d'autres décrivent avec les climats chauds.

Nous rapprocherons ensuite, surtout au point de vue de leur pathologie, les *climats chauds* et les *climats torrides*, que les hygiénistes, contrairement aux géographes, ont l'habitude de séparer complètement : les auteurs des traités de pathologie exotique groupent au contraire volontiers, sous le nom de maladies des pays chauds, toutes les affections fréquentes dans les régions chaudes ou tropicales.

Nous réunirons d'une manière plus étroite encore l'étude des *climats froids* et celle des *climats polaires*, d'ailleurs moins intéressante pour nous, mais que les entreprises hardies des explorateurs ont rendue récemment utile.

Chaque climat sera envisagé aux points de vue de ses conditions *météorologiques*, de leur influence sur l'homme sain et malade (*physiologie*, *pathologie*) et des applications *hygiéniques* et prophylactiques qui en sont la conséquence.

Les navigations d'étude aux pôles, ainsi que les tentatives de colonisation, rendront nécessaire enfin un court chapitre traitant de l'*adaptation* de l'homme aux différents climats.

I. — CLIMATOLOGIE GÉNÉRALE.

Nous renverrons le lecteur au chapitre précédent pour l'étude de la composition chimique de l'air, de la pression atmosphérique, de la luminosité, des conditions bactériologiques, etc.

Ici, nous traiterons de la température et de l'humidité de l'atmosphère, des pluies et des vents, des orages et des courants maritimes. A propos de chacun de ces sujets, nous envisagerons leurs variations météorologiques et leurs influences sanitaires.

A. ***TEMPÉRATURE***. — La température de l'air, du sol, de l'eau, et de toutes les choses qui nous entourent dépend surtout, à notre époque, de la *radiation solaire*; celle-ci est d'autant plus chaude qu'elle tombe plus perpendiculairement sur la terre, comme c'est le cas à l'équateur, et en été pour notre pays, malgré l'éloignement plus grand du soleil. Le sol, s'échauffant vite et se refroidissant de même, joue le rôle de régulateur thermique; la mer, douée de propriétés contraires, sert de réservoir de calorique; nous verrons plus loin que les vents ont une influence contrariante.

Les instruments de *mesure* employés en météorologie sont décrits ailleurs : rappelons le thermomètre à fronde d'Arago, les enregistreurs de Becquerel, de Richard, etc.

1° **Variations thermométriques.** — La température varie avec la *latitude* : elle décroît de l'équateur (+ 28°) aux pôles (— 15°); nous ne ferons que rappeler ici ce que nous avons dit plus haut de l'équateur thermique, du pôle de froid et des lignes isothermes.

Le voisinage de la *mer* a une grosse importance : ses eaux vaporisées dégagent de la chaleur quand elles se résolvent en *pluie*. Ainsi, les variations thermiques sont diminuées dans les climats maritimes, et surtout au voisinage des *courants* marins d'eau chaude, tels que le Gulf-Stream (Voy. p. 90).

Avec l'*altitude*, la température varie également : elle baisse de 1 degré par 180 à 200 mètres à mesure qu'on s'élève au-dessus du niveau de la mer, si bien qu'il gèle même sur les hautes montagnes de l'équateur. Mais, à cause de l'influence concomitante de la latitude, le niveau des neiges éternelles est variable suivant les pays : 2 700 mètres dans les Alpes, 4 000 mètres en Perse, 4 800 mètres dans les Andes, 6 882 mètres dans l'Himalaya.

Les *vents* apportent la chaleur ou le froid, suivant qu'ils arrivent soit de l'équateur, soit de la mer, ou qu'ils passent par-dessus les montagnes couvertes de neige.

Les *agglomérations* ne sont pas sans influence : il fait plus froid en pleine campagne qu'au sein des villes, où le rayonnement est moindre et la production de calories plus considérable.

Les oscillations *quotidiennes* de la température, ses oscillations *annuelles* sont enregistrées soigneusement dans les observatoires (1). Pour les premières, le minimum est observé une demi-heure avant le lever du soleil, le maximum vers trois heures du soir, la moyenne vers neuf heures du matin. Annuellement, le minimum a lieu vers le 1er janvier, le maximum en juillet; la température moyenne en France est + 10°,4 C.

La température de *l'air à l'ombre* ne diffère généralement que de 1 à 2° de sa température *au soleil*, à cause de la mobilité des couches aériennes. Il n'en est pas de même des *objets*, des *vêtements*, des

(1) Voy. *Annuaire de Montsouris*.

murs, que le soleil réchauffe proportionnellement à leur pouvoir absorbant, et pour lesquels on trouve parfois des différences de 30° (Teysseire). Vallin a noté 46° sous un chapeau de soie noire au soleil, et Géraud 52° sous un casque.

2° **Influences sanitaires.** — L'organisme animal réagit contre les chutes thermiques ambiantes surtout par l'alimentation. Mais il perd lui-même de la chaleur, environ 2 500 calories par vingt-quatre heures pour un homme adulte normal, et cela surtout par évaporation, un litre d'eau absorbant 572 calories en moyenne pour se vaporiser.

a. ***Action du froid sur notre organisme.*** — Bien étudiée par Laveran, elle se traduit d'abord par une excitation nerveuse (chair de poule), puis par des stases viscérales profondes (somnolence, congestion pulmonaire) correspondant à un état d'anémie périphérique, par la diminution du nombre des pulsations et des mouvements respiratoires; enfin, par l'inhibition de toutes nos cellules (gelure, asphyxie) : la mort serait fatale vers — 25° (Currie).

Déjà Lavoisier et Seguin (1789) avaient montré que, chez les animaux à sang chaud, l'abaissement thermique augmente la consommation d'oxygène ; et Letellier et Barral (1845) avaient constaté une augmentation dans l'exhalation de l'acide carbonique, à mesure que diminue la température ambiante. Ces résultats ont été confirmés par Regnault et Reiset (1849), Smith (1860), et Mathieu et Urbain (1872) ont vu la quantité d'oxygène absorbé par le sang varier en raison inverse de la température de l'air respiré.

Le froid est plus meurtrier que la chaleur, pendant le premier mois de la vie; plus tard, c'est l'inverse; cependant, d'après Lombard (de Genève), le froid prolongé augmenterait la morbidité, la chaleur la diminuerait. Les maladies dites *a frigore* seront étudiées tout à l'heure, à propos des variations thermiques brusques.

La *prophylaxie* des accidents dus au froid consiste à se vêtir de laine ou de fourrures, à consommer des aliments gras, dont le rendement en calories est considérable, à éviter les excès alcooliques et le surmenage : c'est grâce à ces précautions que Nansen a dû de résister à des températures de — 57°, et c'est par suite de leur absence que la retraite de Russie s'est montrée si désastreuse.

b. ***Action du froid sur les microbes.*** — Elle arrête leur végétation, mais ne les tue pas : leur végétabilité persiste après exposition à — 110° (Pictet), et on sait que la glace est parfaitement capable de conserver et de transmettre le bacille typhique. Mais c'est pendant les *saisons* les plus chaudes que l'atmosphère est le plus riche en germes (Miquel, Duclaux), et pendant les plus froides qu'elle en est le plus pauvre (fig. 22).

Les considérations qui précèdent font comprendre que les saisons et les pays froids exposent moins aux infections digestives, mais davantage, à cause des stases qu'ils provoquent, aux maladies thoraciques.

La teneur microbienne des eaux serait, au contraire, plus faible au printemps et en été (Miquel, Duclaux).

c. ***Action de la chaleur sur les microbes.*** — Cette action est bien connue, et nous ne saurions insister ici sur les températures eugénésiques, dysgénésiques, mortelles, etc. On connaît la plus grande fréquence des gastro-entérites en été, surtout chez les enfants, et dans les pays chauds. Mais il ne faut pas exagérer cette influence, et c'est à tort qu'on a dit que la rage, par exemple, était plus répandue pendant les mois les plus chauds.

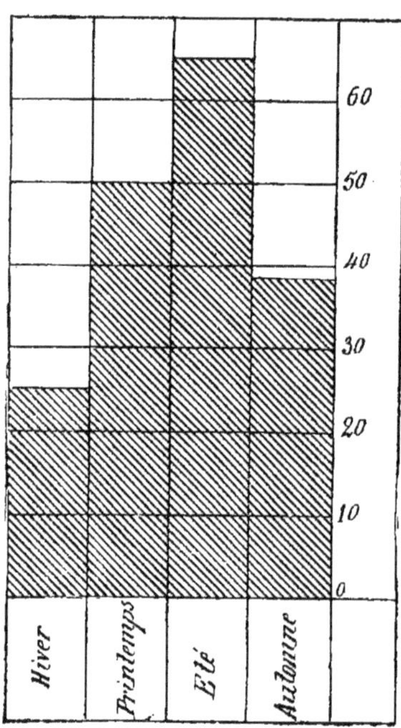

Fig. 22. — Moyenne des bactéries de l'air par saison à Montsouris.

d. ***Action de la chaleur sur notre organisme.*** — Elle se traduit d'abord par une accélération du pouls avec chute de la tension artérielle, diminution de la sécrétion urinaire, de l'appétit et de l'activité générale; la température centrale n'est guère modifiée. Tout dépend, d'ailleurs, de l'humidité atmosphérique : dans une atmosphère saturée, on ne peut lutter contre l'excès de chaleur par l'évaporation et c'est pourquoi l'homme peut séjourner pendant dix minutes à 132° dans un four sec (Tillet, Fordyce et Blagden), tandis qu'il ne peut, résister à 51°, même quelques minutes, dans la vapeur (Berger et Delaroche) : au fond des bateaux traversant la mer Rouge, les chauffeurs supportent parfois la température de + 75°.

D'après Mathieu et Urbain (1872), la proportion d'oxygène contenue dans le sang artériel diminue quand l'air ambiant s'échauffe. Il peut en résulter une véritable anémie d'origine respiratoire : anémie estivale, anémie des tropiques (Sullivan, 1875).

On a remarqué que les crimes et les suicides sont plus fréquents en été qu'en hiver. C'est pendant le mois d'août que l'on compte, à Paris et en France, le maximum de décès, surtout à cause du plus grand nombre de diarrhées infantiles.

e. ***Accidents dus à la chaleur.*** — Il faut, d'après Vallin et Obernier, distinguer plusieurs formes. La *forme sthénique*, ainsi appelée à cause du rôle joué par la fatigue musculaire, comprend deux

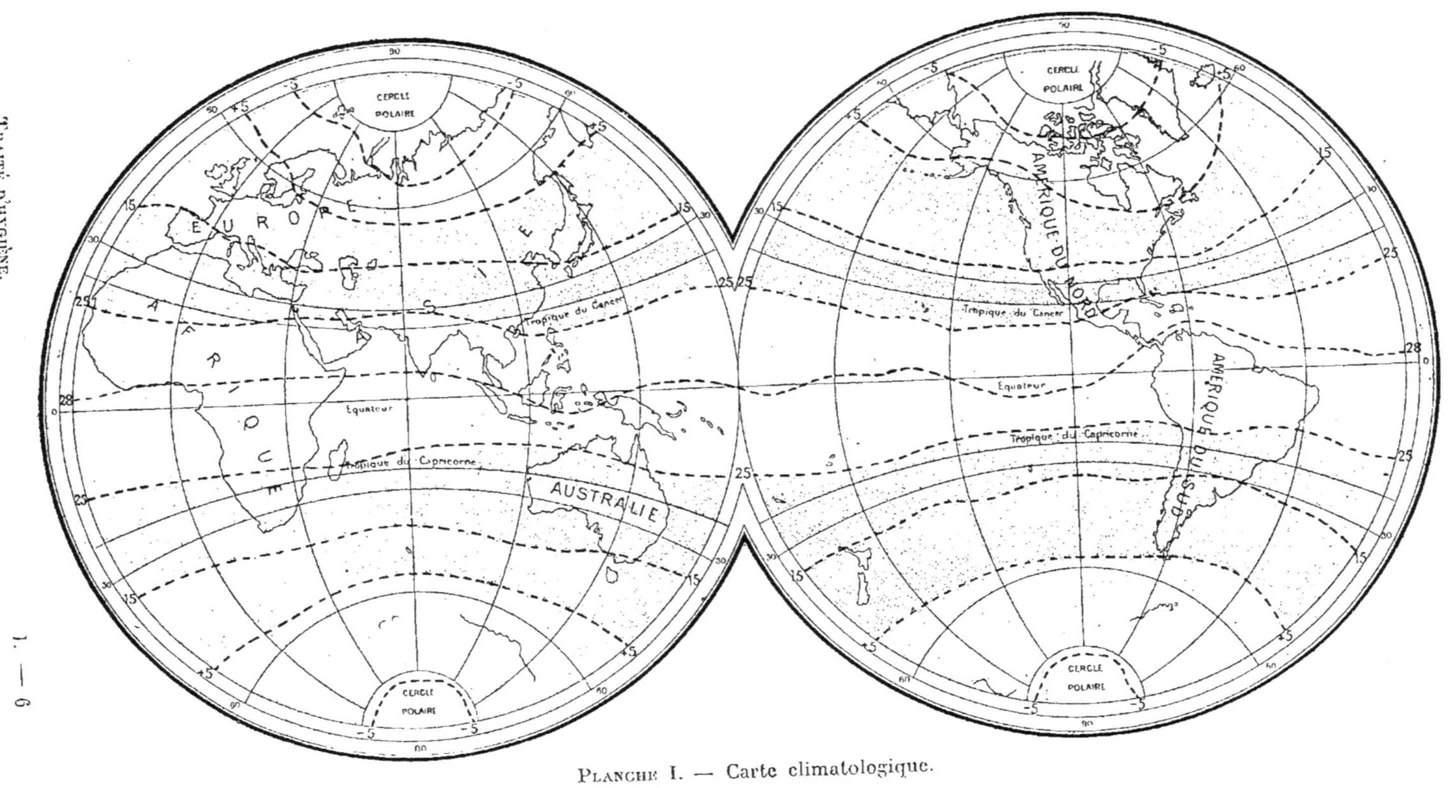

PLANCHE I. — Carte climatologique.

variétés : le coup de soleil et le coup d'échauffement; le *coup de soleil* ou *insolation* (*Hitzschlag*), dû à la fois à l'influence des rayons solaires et à celle de la fatigue, est caractérisé par un érythème, surtout attribuable aux rayons chimiques (Bouchard), l'érythème solaire, en même temps que par des phénomènes de congestion cérébrale (démence quelquefois); le *coup d'échauffement* (*Warmschlag*) est causé par la fatigue seule : par exemple, on l'observe aux pays chauds, sur des troupes en marche à l'ombre (Lacassagne).

La *forme asthénique* est due uniquement à l'influence des hautes températures, sans insolation, ni fatigue : ainsi, elle frappe parfois les chauffeurs au repos, au fond des navires, quand ils traversent la mer Rouge (75°).

Les *symptômes* observés au cours de ces divers accidents consistent en dyspnée, cyanose et asphyxie, ou en collapsus, lipothymies et syncopes, ou en vertiges et coma, ou encore en une combinaison de ces différents phénomènes.

Dans leur *étiologie*, on peut distinguer, avec Hiller (1), les influences atmosphériques et les prédispositions individuelles : parmi les premières, outre l'élévation de la température atmosphérique et le rayonnement solaire, qui échauffent les vêtements, puis la peau, il faut faire une place à part à l'immobilité de l'air et surtout à l'élévation de son degré hygrométrique. Parmi les conditions individuelles, Hiller signale surtout les lésions pulmonaires (adhérences, emphysème) et cardiaques, le manque d'entraînement à l'activité musculaire (les réservistes, les employés d'administration, les alcooliques, les débauchés sont les plus frappés), l'épaisseur du vêtement militaire qui empêche la déperdition de calories par évaporation et par connexion, la marche en rangs trop serrés, etc. : on a pu vérifier ces données au cours de grandes manœuvres, de revues militaires (14 juillet 1902), ou de courses forcées (course du *Matin*, 1904). Les Européens sous les tropiques sont particulièrement exposés; les nègres paraissent réfractaires; les armées française et allemande sont les plus éprouvées, et en proportion égale (Hiller).

La *pathogénie* du coup de chaleur a été très discutée : Vallin, se basant sur des expériences de Cl. Bernard, l'attribuait à la coagulation de la myosine sous l'influence de l'hyperthermie, Harless à la fusion de cette substance; pour Laveran et Regnard, la température agirait directement sur le système nerveux; pour Hiller, il faut tenir compte du travail musculaire, de la fatigue du cœur et des modifications du sang; Colin invoque la suppression de la sueur, et Vincent une intoxication due à la rétention des produits toxiques qui devraient, normalement, s'éliminer par la peau : cette théorie est en accord avec les expériences de Fourcault sur le

(1) HILLER, Der Hitzschlag auf Marschen-Berlin, 1902.

vernissage des animaux, et de S. Arloing sur la toxicité de la sueur.

La *prophylaxie générale* consiste dans l'emploi de vêtements légers et amples, permettant une déperdition suffisante de chaleur, dans l'usage du couvre-nuque ou de l'ombrelle en toile blanche doublée de vert, la marche en rangs peu serrés et à l'abri du soleil, le matin de préférence, quand il fait chaud : la marche en troupe est dangereuse dans ce cas, si l'humidité relative dépasse 65 p. 100 (Hiller); en buvant frais, peu à la fois, mais souvent, on produit une réaction salutaire dans l'organisme; il faut éviter également la fatigue à jeun et en état de pléthore gastrique; après Zuntz et Schumburg, Hiller conseille de réduire à 21 kilos le chargement des hommes. Comme *prophylaxie individuelle*, on entraînera les sujets, après avoir éliminé ou en surveillant ceux dont l'état cardiaque ou pulmonaire n'est pas parfait (Hiller) (1).

f. ***Action des variations brusques et importantes de température.*** — Dans nos pays, il arrive parfois, en hiver par exemple, qu'on passe brusquement d'une atmosphère surchauffée dans un air glacial, ou inversement : des écarts de 40° ne sont pas rares entre la température extérieure et celle des appartements. Ces variations ont leur utilité en stimulant le système nerveux, et on connaît la torpeur habituelle des habitants des climats à température uniforme.

Mais il ne faut pas passer trop vite du *froid au chaud* : on a signalé des faits d'apoplexie à la suite de gelures trop brusquement chauffées, et on sait qu'un excellent traitement immédiat de celles-ci consiste à les réchauffer progressivement, par des frictions à la neige par exemple.

Réciproquement, le *refroidissement brusque* est signalé comme étant la cause, au moins occasionnelle, de certaines affections : telles, la pneumonie, les angines, le rhumatisme aigu, l'hémoglobinurie paroxystique, la néphrite, la congestion cérébrale, certaines paralysies, etc.; l'action du froid humide sur les manifestations rhumatismales est bien connue depuis Bouillaud, Charcot, Potain. En réalité, le rôle du froid est souvent secondaire : la plupart des maladies dites *a frigore* sont dues à une infection latente que réveillent ou favorisent les stases circulatoires dues au froid : sous l'influence du refroidissement, la phagocytose est entravée, les éliminations diminuées, et des microbes passent dans le sang (Bouchard); Netter a vu les cellules vibratiles refroidies devenir incapables de mouvement, ce qui peut favoriser l'invasion par le pneumocoque; et Landouzy a montré que le froid agissait en favorisant la localisation du bacille de Koch, dans la pathogénie de la pleurésie.

Des *mesures prophylactiques* à déduire de ces considérations, la principale est peut-être celle qui consiste à endurcir le terrain

(1) Voy. Bonnette, Le coup de chaleur dans les pays tempérés. Paris, 1905.

humain aux variations thermiques, par l'exercice bien compris; il faut aussi recommander le port de vêtements convenables, flanelle dans quelques cas (rhumatisants), etc.

B. ***HYGROMÉTRIE, BROUILLARDS***, etc. — L'hygrométrie est la mesure de l'humidité atmosphérique. Le principal facteur de cette humidité est l'évaporation des eaux superficielles sous l'influence de la chaleur solaire. La quantité moyenne de vapeur d'eau contenue dans l'air atmosphérique est environ de 10 p. 1000, mais cette proportion est extrêmement variable.

On appelle *humidité absolue* le poids d'eau contenue dans 1 centimètre cube d'air. Si ce poids est supérieur à la quantité de vapeur que l'air peut contenir à la température correspondante, l'eau prend l'état vésiculaire, ou plutôt celui de fines gouttelettes pleines (Duclaux), d'où résultent les nuages, la rosée, les brouillards. Les *nuages* servent, en quelque sorte, de régulateurs à la thermométrie atmosphérique, mais ils nuisent, par l'ombre qu'ils projettent, à la luminosité; la *rosée* se forme lorsque le sol se refroidit plus vite que l'air, sous l'influence de l'ombre et du rayonnement : par les nuits claires et froides, elle produit la *gelée blanche*; quant aux *brouillards*, ils ne se formeraient, d'après les observations et les expériences d'Aitkens, qu'en présence de corpuscules en suspension dans l'air. Onimus désigne sous le nom de *gazeau* la vapeur d'eau invisible contenue dans l'air : l'hygrométrie absolue est, pour lui, l'étude de la quantité totale du gazeau.

L'*humidité relative*, ou *état hygrométrique*, est le rapport existant entre l'humidité absolue et le poids d'eau contenue dans le volume d'air saturé correspondant; en d'autres termes, l'hygrométrie relative est l'étude des écarts de saturation. Du *déficit de saturation*, ou différence entre l'humidité absolue et l'humidité de l'air saturé à la même température, dépend le pouvoir asséchant de l'air.

Les *mesures hygrométriques* sont déterminées à l'aide de l'hygromètre à cheveu de Saussure, ou de l'hygromètre à condensation, du psychromètre d'Auguste, de l'évaporomètre ou de l'udomètre, etc.

1° **Variations hygrométriques**. — L'*humidité absolue* s'accroît du pôle à l'équateur. L'influence de l'*altitude* serait faible, d'après Martin, contrairement à l'opinion de Saussure et de de Humboldt.

En France, l'*état hygrométrique* moyen est de 70 p. 100. L'humidité atmosphérique atteint son maximum vers six heures du matin, son minimum vers deux heures du soir, et demeure stationnaire de deux à six heures du matin environ.

C'est le matin, et en hiver, qu'on observe le minimum de *déficit de saturation.*

2° **Influences sanitaires**. — Un homme adulte excrète en moyenne 100 grammes d'eau en vingt-quatre heures par la surface cutanée et pulmonaire: ce chiffre augmente par un temps froid et sec, et diminue, au contraire, en présence de brouillards.

D'après Wolpert (1), à température égale, on évapore par la peau, dans un air très sec, une quantité d'eau sensiblement double de celle qu'on évapore dans un air très humide.

Une atmosphère trop humide est nuisible à cause du pouvoir absorbant de l'eau pour la chaleur (Tyndall). L'optimum de tension de la vapeur d'eau dans l'air est de 6 à 12 millimètres (Chiaïs).

D'après Rubner (2), l'état interne de l'organisme est, quelle que soit la température extérieure, la principale cause des modalités de l'évaporation, notablement influencées, cependant, par les oscillations de l'humidité relative.

Il est bien connu que l'*humidité froide* favorise les divers rhumatismes et la goutte (Bouillaud, Charcot, Potain) et les lésions broncho-pulmonaires : on a voulu voir dans le premier de ces faits un argument en faveur de la théorie mycélienne de certains rhumatismes (Teissier et Roque), les moisissures se développant bien dans les milieux froids et humides. Quant au rôle des *brouillards* dans l'étiologie des affections thoraciques, il peut s'expliquer par l'adhérence et l'absorption plus faciles des germes sous leur influence, phénomène bien connu en viticulture.

Pour Rubner, on souffre de la chaleur humide faute d'évaporer suffisamment, et du froid humide, parce que la perte de chaleur est intense, par rayonnement et conductibilité.

L'*humidité chaude* entrave l'évaporation cutanée, et favorise la pullulation microbienne : ainsi s'expliquent la fréquence des dermatoses dans les climats chauds et humides, et l'importance de l'hygrométrie dans la pathogénie du coup de chaleur (Voy. p. 83).

Les *précautions hygiéniques* qui découlent de ces considérations ont trait à l'habitation, au vêtement, etc. : elles trouveront mieux leur place dans une autre partie de cet ouvrage.

C. ***PLUIES, NEIGE***, etc. — La *pluie* est due à la condensation de l'eau, par abaissement de la température, dans un air saturé de vapeur. Si l'abaissement thermique est considérable, il en résulte la formation de *neige* ; ce peut être de la *grêle*, sous l'influence de l'électricité atmosphérique (Voy. *Orages*).

L'étude théorique des pluies a été bien mise au point par Marié Davy ; le *pluviomètre*, l'*udomètre*, etc., servent à leur évaluation quantitative.

L'eau de pluie, dont la composition se rapproche de celle de l'eau

(1) A. Wolpert, Einfluss der Luftbewegung und Kohlensaüre Abgabe des Menschen. *Arch. f. Hyg.*, 1898, XXXIII, 206.

(2) M. Rubner, Ueber die Anpassungsfähigkeit des Menschen an hohe und niedrige Lufttemperaturen. *Arch. f. Hyg.*, 1900, XXXVIII, 120.

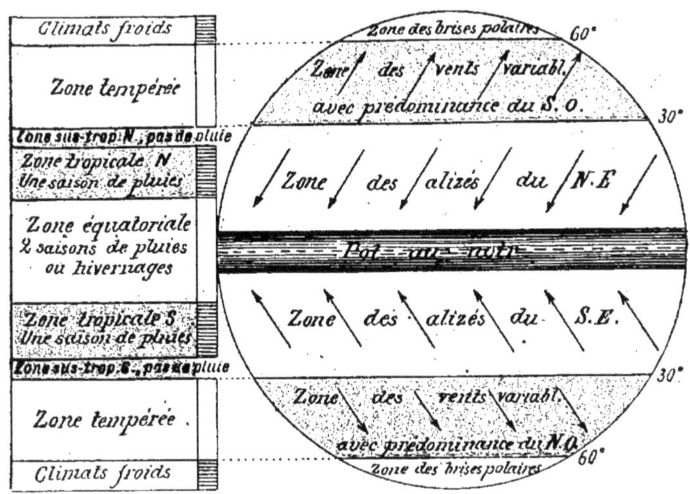

Planche II. — Pluies et vents suivant les climats.

distillée, doit à ce fait son pouvoir de dissoudre le plomb, surtout si elle est aérée.

1° **Variations pluviométriques**. — La quantité moyenne des pluies subit diverses variations, suivant les différentes conditions météorologiques (fig. 23 et 24). Elle augmente avec l'*altitude*. Elle augmente aussi avec la *latitude* (Planche I) : à l'équateur, il pleut quotidiennement durant l'après-midi ; sous les tropiques, il existe une saison sèche, et une saison pluvieuse ou hivernage ; vient ensuite, en se rapprochant des pôles, la zone aride des déserts (Arabie, Sahara) ; puis, la zone tempérée, où les pluies sont irrégulières, mais

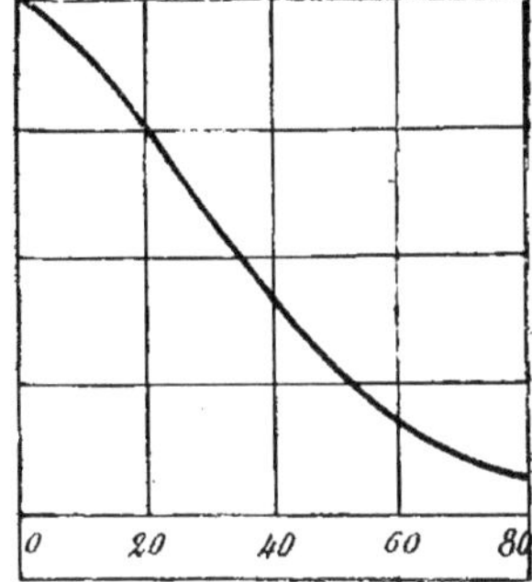

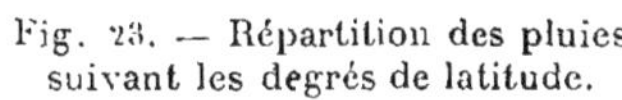

Fig. 23. — Répartition des pluies suivant les degrés de latitude.

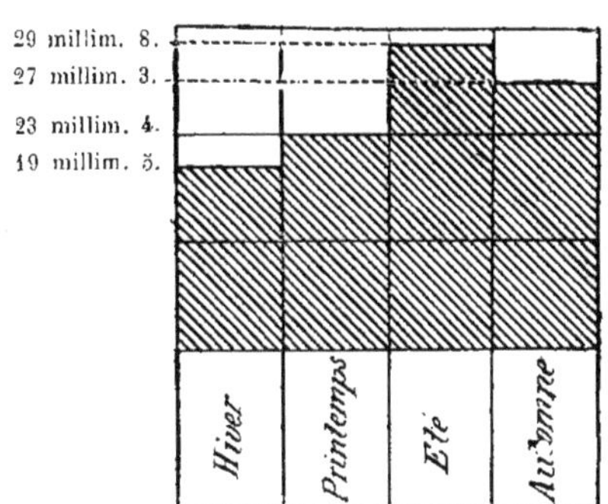

Fig. 24. — Répartition des pluies par saisons (région Ouest).

plus fréquentes en hiver, et plus abondantes en été et en automne : en France, il pleut cent douze jours par an, en moyenne, et il tombe annuellement environ 570 millimètres d'eau à Paris (Raulin) ; le minimum d'eau pluviale est recueilli en hiver dans les provinces occidentales, au printemps dans celles de l'est (fig. 24). L'influence des *saisons* et de la *localité* est d'ailleurs considérable : le voisinage de la *mer* et des *montagnes*, la fréquence du *vent* du sud-ouest, humidifié par l'Atlantique, correspondent à des régions plus souvent visitées par les pluies (152 jours par an sur nos côtes de l'Océan).

2° **Influences sanitaires**. — La pluie et la neige purifient l'air au point de vue de sa teneur en acide carbonique, en ammoniaque, en iode, et surtout en poussières, en insectes et en microbes (Miquel) : on sait que le spray, sorte de pluie artificielle réalisée en vue de l'antisepsie dans les salles de chirurgie, est une méthode dangereuse lorsqu'elle est pratiquée pendant une opération. Les eaux pluviales lavent et humidifient le sol, alimentent les puits, les sources et les rivières, qui servent à nous approvisionner en eau de boisson. Mais, après les grandes pluies, le sol est plus contaminé qu'auparavant, et souvent les épidémies, de fièvre typhoïde par exemple, ne tardent pas à apparaître. L'usage si répandu du plomb pour la confection des tuyaux de conduite et de réservoirs d'eau potable peut être dangereux quand il s'agit d'eau de pluie, capable d'attaquer le plomb. L'action néfaste de la pluie tombant sur le corps, bien connue et souvent même exagérée, est souvent attribuable au refroidissement, dont nous avons parlé à propos de la température.

D. ***VENTS***. — Lorsque la température de l'atmosphère s'élève en un point du globe X (fig. 25), les couches aériennes s'élèvent au fur et à mesure de leur échauffement : il en résulte un appel d'air des régions froides (θ —) vers les régions chaudes (θ +) qui aboutit à la production d'un courant atmosphérique, *le vent* ; dans les couches supérieures, un courant inverse s'établit. D'après ces données, les

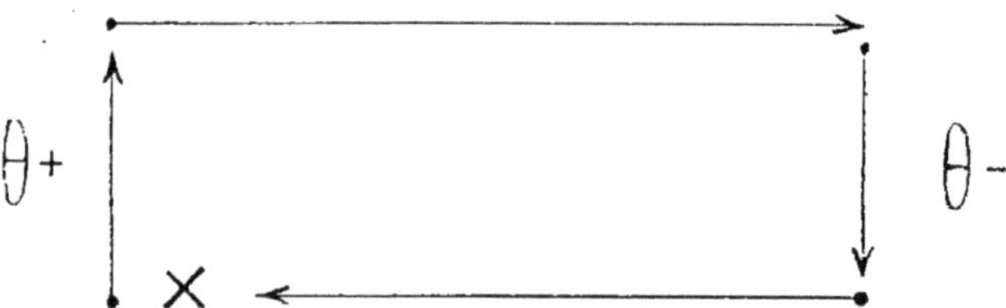

Fig. 25. — Schéma de la production des vents en un point X.

vents devraient souffler du nord au sud dans l'hémisphère boréal, du sud au nord dans l'hémisphère austral ; mais la rotation de la terre de l'ouest à l'est les dévie de l'est à l'ouest, si bien que la direction générale des vents correspond au sens des aiguilles d'une montre dans l'hémisphère nord, et au sens contraire dans l'hémisphère sud (loi de Dowes). La théorie des vents repose surtout sur les travaux de Franklin, Gavarret, Maury, Dowes, M. Davy, etc.).

Donc, au voisinage de l'équateur, les vents sont constants, venant des pôles, mais déviés dans leur direction par la rotation de la terre : à l'équateur même, les vents contraires, venant du nord et du sud, s'annihilent, ce qui a valu à cette région le nom de *zone des calmes*, et ce qui permet aux brumes de s'y accumuler, pour former le *pot au noir* de nos marins, *cloud ring* des Anglais (Planche II). Dans les régions torrides voisines, soufflent les vents *alizés*, du nord-est dans l'hémisphère boréal, du sud-est dans l'hémisphère austral, auxquels, d'après Maury, correspondraient, dans les couches supérieures de l'air, les *contre-alizés*, qui passent dans les régions tempérées, venant du sud-ouest dans l'hémisphère nord, du nord-ouest dans l'hémisphère sud.

Les mêmes principes expliquent la production des *moussons*, autres vents généraux périodiques, qui circulent entre les grands plateaux des Indes et le nord de l'océan Indien : vent de terre, ou du nord-est, pendant les six mois d'automne et d'hiver ; vent de mer, ou du sud-ouest, pendant les six autres mois, du printemps et de l'été. La *brise de mer* diurne, la *brise de terre* nocturne, qui règnent sur nos côtes, et les vents *étésiens* qui règnent sur la Méditerranée, du nord au sud en été et du sud au nord en hiver, ne s'expliquent pas autrement.

Les *vents locaux* des régions tempérées sont plus *irréguliers* : c'est surtout, en France, le vent du nord-est et celui du sud-ouest, avec leurs dérivés régionaux : le *mistral*, violent et froid, souffle des Alpes vers la Crau, en traversant la vallée du Rhône (un tiers de l'année à Marseille) ; le *sirocco* ou *simoun*, chaud, sec, chargé de sable, se dirige du Sahara sur la Provence et l'Italie : le vent d'*autan*, très froid, des Pyrénées sur le Languedoc.

Les *anémomètres* de Robinson, de Lind, l'anémographe de Girard, etc., enregistrent la vitesse et la force des vents.

1° **Variations anémométriques.** — La vitesse ou force d'un vent varie de $0^{m},50$ (courant d'air insensible) à 40 mètres par seconde (*ouragans*, *typhons* ou *cyclones*) : elle est de 2 mètres en moyenne.

2° **Influences sanitaires.** — Les vents exercent une influence déjà signalée sur la température, l'humidité, la pression atmosphériques ; ils balayent les impuretés de l'air, poussières, insectes ou microbes : ils règlent la constance de sa composition.

Le vent, surtout s'il est sec, froid et fort, est pour notre organisme une cause de perte de calorique, par l'évaporation qu'il active, et par connexion, c'est-à-dire en renouvelant rapidement les couches d'air en contact avec la peau (Hiller). Il en résulte que les courants d'air, utiles pour l'aération des appartements, peuvent être dangereux, lorsqu'ils rencontrent un sujet immobile en pleine sudation.

D'après Wolpert, ce n'est qu'aux températures les plus élevées que le vent possède par lui-même une action desséchante considérable ; l'élimination de l'acide carbonique suit, sous l'influence du vent, une marche généralement inverse de l'élimination de la vapeur d'eau.

Les vents ont été accusés d'être les vecteurs du choléra, de la variole, de la grippe, de la fièvre des foins, etc. ; d'apporter jusqu'à Lyon le paludisme des Dombes, de causer des épidémies de fièvre typhoïde, en aspirant à la surface les germes du sol (Pettenkoffer). En réalité, ils peuvent favoriser les affections catarrhales et rhumatismales, surtout par les poussières microbiennes qu'ils transportent et par les variations plus ou moins brusques de température et d'humidité qu'ils déterminent. De plus, la marche contre le vent est une cause occasionnelle des accès d'angine de poitrine.

E. ***ORAGES***. — Les orages sont liés à la fois à l'abaissement de la pression atmosphérique (720 à 730 millimètres), à la teneur plus grande de l'air en ozone, et surtout à l'augmentation de l'électricité de l'atmosphère : toutes ces conditions ont été étudiées plus haut. Il faut, pour les produire, des nuages chargés d'électricité à un degré suffisant, voisins d'autres nuages, ou d'objets terrestres. Ils peuvent s'accompagner de production de grêle, par une condensation spéciale de l'eau de pluie sous l'influence de l'électricité. L'eau de pluie d'orage, surtout près des grandes villes, contient de 2 à 6 milligrammes d'ammoniaque par litre et autant d'acide nitrique.

1° **Variations**. — La fréquence des orages est variable : le tonnerre gronde quotidiennement dans la zone des calmes. Dans nos pays, ils ont lieu surtout en été, au mois de juin particulièrement : or, nous savons que c'est en hiver que l'ozone est le moins abondant dans l'air.

2° **Influences sanitaires**. — On sait que les microbes de l'air peuvent être influencés par l'électricité atmosphérique (d'Arsonval et Charrin). D'autre part, on connaît les malaises éprouvés pendant les orages (migraine, etc.), surtout par les personnes nerveuses ou arthritiques. Les effets de la *fulguration* sont souvent plus graves : ce peuvent être des brûlures en sillon, profondes et douloureuses ; des paralysies par lésions des centres nerveux ; la mort brusque par syncope réflexe, même à l'occasion d'un simple choc en retour.

F. ***COURANTS CHAUDS DES MERS***. — Nous avons déjà noté l'influence qu'exerce, sur la température du globe en certains points, la circulation maritime, si bien étudiée par Maury, et due à la fois à la rotation de la terre et aux différences thermiques entre l'équateur et les pôles : les courants portent vers les pôles, en l'abandonnant dans leur course, la chaleur qu'ils ont reçue des rayons solaires à l'équateur.

Le *grand courant équatorial* échauffe les côtes occidentales : le *Gulf-Stream*, qui en est une branche, coule du golfe du Mexique jusqu'au détroit de Floride, avec ses eaux bleues et chaudes (30°) ; à Terre-Neuve, il se bifurque, pour aller, d'une part vers les mers polaires par la Norvège et l'Islande, d'autre part vers les côtes d'Irlande, d'Angleterre, de France, et même d'Espagne. C'est, dit Maury, « un immense appareil de chauffage, dont la zône torride est le foyer, dont la mer des Antilles et le golfe du Mexique sont les réservoirs ». Le *grand courant de Mozambique*, qui échauffe l'océan Indien et court jusqu'au cap de Bonne-Espérance, le *courant noir du Japon*, dépendent aussi du courant équatorial.

Le *courant de Humboldt* est, par contre, le courant froid du Pacifique.

On a remarqué que les rivages baignés par le Gulf-Stream sont aussi ceux où la fièvre jaune est endémique.

Nous allons retrouver les *effets* de la circulation maritime à propos de l'étude des climats en particulier.

II. — CLIMATS TEMPÉRÉS.

Les climats tempérés sont compris entre les lignes isothermes de + 15° et + 5°. L'isotherme + 5° est rendu particulièrement flexueux par l'influence du Gulf-Stream (Planches I et II).

Dans l'*hémisphère nord*, ils comprennent :

En *Europe occidentale*, les Iles Britanniques, le sud de la Suède et de la Norvège, le Danemark, les Pays-Bas, la France (moins le sud), l'Italie continentale ;

En *Europe orientale*, l'Allemagne, la Suisse, la Russie méridionale, la Turquie ;

En *Asie*, la Mongolie, le nord de la Chine et le Japon ;

En *Amérique*, les États-Unis du Nord.

Dans l'*hémisphère sud*, ils comprennent :

En *Océanie*, la Tasmanie et la Nouvelle-Zélande ;

En *Amérique*, le Chili, les États de la Plata, la Patagonie.

Il convient d'étudier la météorologie, la physiologie et la pathologie de ces climats, d'abord en général, en prenant pour type les *climats continentaux de plaine* ; puis, en particulier, celles des *climats marins* et des *climats d'altitude*, spécialement différenciés dans la zône tempérée : les pays maritimes et les altitudes jouissent d'ailleurs de propriétés générales communes, à quelque zone qu'ils appartiennent. Enfin, on a l'habitude de subdiviser chaque pays en *régions climatériques secondaires* : nous placerons ici l'étude de ces subdivisions pour l'Europe et surtout pour la France, qui appartiennent, dans leur plus grande partie, aux climats tempérés.

A. ***CLIMATS TEMPÉRÉS EN GÉNÉRAL : PLAINES CONTINENTALES.*** — Nous prendrons les plaines intérieures comme type de climats tempérés, considérés en général, nous réservant de décrire ensuite la climatologie des altitudes et des rivages maritimes.

1° **Météorologie.** — La caractéristique de la météorologie des climats tempérés en général, et en particulier des plaines du continent, est son instabilité : les phénomènes météorologiques y sont essentiellement mobiles et inconstants, soumis aux plus grandes irrégularités et aux variations les plus brusques.

Les *températures* moyennes ne sont pas partout les mêmes dans tous les pays tempérés situés sur un même parallèle : elles suivent, de l'ouest à l'est, de France en Russie par exemple, une série progressivement décroissante. Mais, en général, l'Europe doit à sa configuration et à sa situation, au voisinage du Gulf-Stream, par exemple, d'être un continent tempéré par excellence : « l'Europe, dit de Humboldt, représente un prolongement péninsulaire de l'Asie ». Nous verrons plus loin qu'en Europe « la France a l'immense avantage de réunir toutes les variétés de climat » (Martins). L'intensité des oscillations thermiques annuelles ou quotidiennes est un des caractères des pays tempérés, ainsi que l'existence constante de quatre *saisons* par année : les hivers y sont froids, les étés chauds ; le printemps et l'automne sont des périodes de transition.

L'*humidité* atmosphérique est généralement faible sur le continent ; les *pluies* y sont plus fréquentes en hiver, plus abondantes en été.

Deux *vents* principaux s'y font sentir : celui du sud-ouest, dont le lieu d'origine est principalement le golfe du Mexique, vent chaud qui nous apporte les nuages et les pluies ; celui du nord-est ou *bise*, venu de l'Asie septentrionale, et qui coïncide généralement avec les temps beaux et secs.

2° **Action physiologique**. — Nous connaissons trop, en France et en Europe, l'influence des climats tempérés, et surtout celle des plaines continentales, sur notre organisme à l'état sain, pour que nous nous y arrêtions ici. D'ailleurs, en traitant des influences sanitaires de la température, de l'humidité, des pluies, des vents, etc., nous avons eu en vue surtout l'action des circonstances météorologiques sur les sujets habitant les régions tempérées : nous prierons donc le lecteur de se reporter, pour les détails, aux pages relatives à la *Climatologie générale* (page 75).

3° **Pathologie**. — Les pays tempérés sont, à l'heure actuelle, ceux dont les habitants profitent et souffrent du maximum de civilisation. Parmi les inconvénients de celle-ci, parmi les causes de moindre natalité qui assaillent tôt ou tard les peuples civilisés, il faut citer les maladies héréditaires ou contagieuses, infectieuses ou toxiques, qui résultent de l'encombrement, du surmenage, des excès de toutes sortes.

Dès l'enfance, nos compatriotes sont exposés à recevoir de leurs semblables les germes des maladies les plus diverses. A la crèche, à l'école, à l'hôpital, ce sont les gastro-entérites, les fièvres éruptives, la diphtérie, la coqueluche, les oreillons. Pendant l'évolution, ce sont la chlorose, le rhumatisme, etc. Plus tard, à la caserne, à l'hôpital, à l'atelier, ce sont, chez l'adulte, la tuberculose, la syphilis, l'alcoolisme, ces trois grands fléaux de notre société ; la variole, la fièvre typhoïde, la pneumonie, etc. Plus tard encore, c'est le cancer, et, surtout dans la classe bourgeoise, c'est l'arthritisme, si souvent dû à la carnivorité, et les maladies nerveuses, qu'expliquent les infections, les intoxications, le surmenage. Soumise à tant d'épreuves, la vie humaine a, dans nos climats, une durée assez limitée (trente-trois ans en moyenne), et l'artériosclérose nous frappe, surtout les hommes, de façon très précoce.

La pathologie des climats tempérés est d'ailleurs soumise, dans sa complexité, aux influences *endémiques* régionales et aux recrudescences saisonnières *épidémiques*. C'est ainsi qu'en hiver prédominent, surtout chez les vieillards, les maladies respiratoires, bronchites, grippes, pneumonies, à cause des stases sanguines que déterminent dans le poumon les variations thermiques ; c'est en hiver aussi qu'on observe le plus grand nombre de rhumatismes, par suite de l'action nocive du froid humide ; la rougeole, la diphtérie y sont plus fréquentes et plus meurtrières, en partie à cause du plus grand confinement des enfants à l'école. La fièvre typhoïde est une maladie estivo-automnale par excellence, due à la contamination pluviale de l'eau de boisson. Les gastro-entérites des enfants, le choléra nostras sont, au contraire, l'apanage de l'été, à cause des fermentations plus fréquentes de nos aliments, et, en particulier, du lait.

Somme toute, le maximum de la *mortalité* est relevé, pour l'Europe centrale et la France, en février et en mars ; le minimum est en mai.

Nous avons parlé d'*endémies régionales* : le paludisme est endémique en Italie, en Hollande, au Caucase, en Crimée ; la pellagre, attribuée à la consommation du maïs altéré (Bouchard, Balardini, Lombroso), existe dans le nord de l'Italie et de l'Espagne, dans les provinces danubiennes, en Algérie et dans le sud-ouest de la France ; l'ergotisme en Sologne ; l'anémie bothriocéphalique règne surtout en Bothnie, mais aussi en Suisse et en Finlande ; la trichinose en Allemagne, la suette miliaire en Angleterre et en Picardie, la fièvre récurrente en Russie, le béribéri au Japon, etc. : les infections ou intoxications d'origine *alimentaire* jouent, comme on le voit, un très grand rôle.

Les *villes*, en général, sont des foyers permanents de rougeole et de diphtérie, de tuberculose et de syphilis, souvent de fièvre typhoïde ; les *campagnes* sont beaucoup plus salubres, mais elles ont leur pathologie spéciale (pellagre, actinomycose, cancer).

4° **Hygiène et prophylaxie**. — Mais il ne faudrait pas croire que les régions tempérées sont absolument à l'abri des grands fléaux qui désolent les pays chauds : la dysenterie, le paludisme, la peste, la fièvre jaune même y ont fait à plusieurs reprises leur apparition et actuellement encore le choléra nous menace (Chantemesse). Contre ces grandes épidémies, venant presque toujours d'Orient, et le plus souvent apportées dans les ports par les navigateurs, les vaisseaux et les marchandises, l'Europe se protège au moyen de mesures de *prophylaxie internationale*. Contre la plupart des endémies dues aux agglomérations, comme la fièvre typhoïde, la tuberculose, etc., des mesures de *salubrité urbaine* sont prises, dont on parlera ailleurs. L'hygiène scolaire, hospitalière, militaire, etc., préservent de bien des maladies infectieuses ou autres les différents groupes correspondants. De même, la famille doit se protéger elle-même par l'hygiène de l'habitation ; l'*hygiène individuelle*, qui est la base de toute cette prophylaxie, est faite de mesures privées, concernant le vêtement, l'alimentation, les soins corporels, etc., et de mesures préventives contre le froid ou le chaud, l'humidité, contre chaque maladie infectieuse ou toxique prise en particulier. Grâce à elles, malgré l'extension de la civilisation, c'est-à-dire malgré la diminution de la natalité et les chances de contagion plus grandes entre les hommes, la mortalité baisse dans les pays où des mesures hygiéniques sévères ont su entraver la marche envahissante de l'alcoolisme, de la tuberculose, des maladies infantiles, de la fièvre typhoïde, de la syphilis, etc.

B. ***CLIMATS MARITIMES***. — Les climats maritimes ou marins, tels que ceux des côtes de France et d'Europe, ou des pays insulaires (Angleterre, Japon, Océanie), occupent une place à part en climatologie, surtout lorsqu'on les étudie dans les pays tempérés, où leurs caractères sont plus nettement différenciés.

Ils ont été étudiés dès longtemps par les hygiénistes et les thérapeutes, surtout au point de vue de l'hygiène coloniale et du traitement de la tuberculose pulmonaire (Rochard, Leroy de Méricourt, etc.)

1° **Météorologie**. — La météorologie des climats maritimes, surtout si on la compare à celle des autres climats tempérés, éminemment variée et changeante, se fait remarquer par son uniformité : la *température* moyenne en est particulièrement constante, les oscillations thermiques quotidiennes ou annuelles sont réduites à leur minimum ; l'été y est frais et l'hiver doux; les pays littoraux sont, parmi les régions tempérées, les moins froids en même temps que les plus *humides*, souvent même pluvieux, du moins en général.

Plusieurs causes président à cette grande uniformité : le voisinage de l'*Océan*, dont la masse forme comme un immense réservoir de calorique, lent à se réchauffer comme à se refroidir; l'existence alternative de deux *vents* contraires, la brise de mer pendant le jour, la brise de terre pendant la nuit; la proximité du *Gulf-Stream* qui réchauffe les côtes de la Bretagne, de la Normandie et du sud de l'Angleterre.

Au point de vue de sa composition chimique, l'*air marin* présente quelques particularités : il contient plus d'eau ; on y trouve jusqu'à $0^{mgr},022$ de chlorure de sodium par litre (A. Gautier) (1); l'iode y est treize fois plus répandu que dans l'air de Paris : il s'y trouve à l'état d'iode organique, mais n'existe pas en dehors du protoplasma des algues et des diatomées en suspension (A. Gautier) (2). L'air des côtes est d'ailleurs constamment renouvelé, toujours vif et pur, à cause des brises et des mouvements incessants de la mer, l'aldéhyde formique en est absent (A. Lévy et Henriet). Les mouvements des vagues ont aussi pour heureux effet de s'opposer à l'influence fâcheuse des matières organiques putrescibles que le flux tend à accumuler sur les côtes. La mer éloigne les insectes, les poussières, les microbes : ceux-ci tombent dans les vagues, sont entraînés et non évaporés, si bien que l'air marin, à 100 kilomètres des côtes, ne contient pas un demi-microbe par mètre cube (Miquel et Moreau). « La mer, dit Miquel, est le tombeau des moisissures et des schizophytes aériens. »

2° **Action physiologique**. — L'action excitante de l'air marin

(1) A. Gautier, Quantité maximum de chlorures contenus dans l'air de la mer. *C. R. Acad. des Sc.*, CXXVIII, 715, 20 mars 1894.

(2) A. Gautier, L'iode existe-t-il dans l'air? *Ibid.*, 643-649, 13 mars 1894.

sur la nutrition générale est bien connue ; elle s'exerce en particulier sur l'appétit, sur le système nerveux, sur la peau. Les populations maritimes sont généralement actives et fortes, quand elles ne sont pas exposées à l'alcoolisme par des habitudes héréditaires, comme en Bretagne et en Normandie.

L'air marin, d'après Bouchard, augmente l'excrétion d'urée et diminue celle d'acide urique. Les climats de littoral accroissent le nombre des globules sanguins et celui des pulsations, activent la nutrition en augmentant l'absorption d'oxygène (Ide), rendent plus complète l'élimination, en accroissant le coefficient urinaire et en favorisant la perspiration cutanée. Par la respiration, on absorbe peu de chlorure de sodium, d'après Widal; 1 décigramme par vingt-quatre heures, selon Lalesque.

3° **Pathologie**. — En général, les côtes sont saines, excepté celles où les hautes mers forment des marais, permettant le développement des moustiques et par suite celui du paludisme (la Crau). Bien que les départements marins ne soient pas réfractaires à la tuberculose, sa fréquence dans certains pays maritimes, comme la Bretagne, est, nous le répétons, surtout le fait de l'alcoolisme, et nous traiterons page 105 de la cure marine de cette maladie.

Les villes maritimes, lorsqu'elles sont brumeuses, doivent être évitées, en général, par les rhumatisants et les goutteux : les climats froids et humides, tels que l'Angleterre et la Hollande, leur sont préjudiciables, surtout par le vent du nord-est. Les sujets à système nerveux irritable ou à larynx délicat se trouvent parfois fort mal d'un séjour à la mer méditerranéenne.

Enfin, les villes maritimes sont exposées à l'invasion des maladies exotiques (choléra, fièvre jaune), ce qui nécessite des mesures sérieuses de prophylaxie générale, et elles sont parfois le siège d'affections spéciales (fièvre méditérranéenne).

4° **Hygiène et prophylaxie**. — La prophylaxie internationale et les lazarets préservent les ports des maladies exotiques. La lutte contre le paludisme doit comprendre l'assainissement des côtes marécageuses.

La mer et les ports ne doivent pas être pris comme réceptacles des égouts, surtout en l'absence de marées, car les microbes pathogènes peuvent vivre dans l'eau de mer à certaines températures. L'épandage étant impossible sur le littoral (Calmette), la filtration des eaux de boisson s'impose dans les villes maritimes (1).

C. ***CLIMATS D'ALTITUDE***. — On distingue parfois les climats de *montagne* des climats d'altitude : la limite qui les sépare serait, d'après Jourdanet, dont les idées sont conformes aux travaux de

(1) Voy. J. Courmont, Alimentation des villes en eau potable; dangers de l'eau de source ; impossibilité d'une surveillance efficace, *Congrès de climatothérapie*, Nice, 1904, et *Presse méd.*, 15 juin 1905.

Paul Bert, la demi-distance qui existe entre le niveau de la mer et celui des neiges éternelles ; il y aurait entre eux, comme principale différence, l'absence ou la présence de l'anoxhémie, fait d'ailleurs contesté par Coindet. Nous les étudierons ensemble, comme la plupart des auteurs.

1° **Météorologie.** — La *composition* de l'air des montagnes varie suivant l'altitude : les changements de pression modifient sa teneur en oxygène, et par conséquent en azote, puisque les rapports de ces deux gaz sont constants ; l'argon est au contraire très stable, quelle que soit l'altitude (Moissan) (1).

La *température* atmosphérique baisse de 1 degré par 180 à 200 mètres quand on s'élève au-dessus de la mer. L'*humidité* de l'atmosphère (Voy. p. 85), la fréquence et l'abondance des *pluies*, la fréquence des *vents*, le nombre des *orages* augmentent avec l'altitude.

La *pression atmosphérique* s'abaisse de 1 millimètre par 10 à 16 mètres d'élévation, soit de 1 centimètre pour 105 mètres.

La *tension électrique*, la richesse en *ozone* sont d'autant plus grandes que l'altitude est plus élevée (de Saussure). La *luminosité* est plus vive, les rayons chimiques plus intenses. Les *impuretés* sont moindres ; peu de gaz lourds, de particules solides inertes et de microbes, pas de moustiques dangereux ; le nombre des *microbes* de l'air, en particulier, diminue à mesure que l'on monte, et cela déjà même au niveau des toits ; de Freudenreich trouve 0 ou 1 microbe par mètre cube au glacier d'Aletsch (3000 mètres), et au Montanvert, près de la mer de Glace (2 000 mètres).

2° **Action physiologique et pathologie** (2). — Les effets de la diminution de pression atmosphérique s'expliquent surtout par la moindre tension de l'oxygène, qui représente toujours à peu près le cinquième de celle de l'air pris en totalité.

a. Les *faibles diminutions de pression*, celles qui correspondent, par exemple, à une altitude de 1 000 mètres, ont des effets surtout bienfaisants, qu'on recherche dans les cures d'altitude et les sanatoriums de montagne (Voy. p. 101) : sous leur influence, la respiration est plus rapide et plus ample, le thorax se développe, l'acide carbonique du sang diminue ; les échanges respiratoires sont habituellement stimulés (Veraguth, Regnard, A. Robin et Binet) ; la pression artérielle augmenterait de 1 centimètre et demi de mercure au sommet de la tour Eiffel, et de 2 centimètres à l'altitude de 315 mètres, d'après Potain.

Ces modifications peuvent avoir sur la tuberculose non congestive les plus heureux effets, et on sait que, à 1 000 mètres, la mortalité par phtisie est moindre.

Certaines régions montagneuses (Savoie, Valais) sont le siège

(1) H. Moissan, Sur le dosage de l'argon dans l'air atmosphérique. *C. R. Acad. des Sc.*, CXXXVII, 600-606, 19 oct. 1903.

(2) Voy. l'article de J. Courmont, Atmosphère, p. 40.

d'endémies de goitre et de crétinisme, que certains attribuent en partie à l'influence de l'eau.

b. Les *grandes dépressions atmosphériques lentes, progressives* expliquent la possibilité des *habitations sur les hauts plateaux* : il existe dans l'Himalaya des villages situés à 4 390 mètres et, en Perse, il s'en trouve à 2 600 et 3 000; au Pérou, en Bolivie, la plupart des habitants vivent au-dessus de 3 000 mètres ; la commune de Saint-Véran, dans les Hautes-Alpes, a 2 050 mètres d'altitude; les enfants, à ces hauteurs, sont congénitalement conformés pour se contenter de faibles pressions d'oxygène. Jourdanet, cherchant les raisons physiologiques de ces faits sur les hauts plateaux de l'Anahuac, pendant la campagne du Mexique, établit la théorie de l'anoxhémie, concluant à la création d'un type spécial d'individus par l'abaissement de la faculté d'absorption de l'oxygène. Ses conclusions furent attaquées par Coindet, qui observait dans les mêmes conditions et pour qui les hématies, l'hémoglobine, les facultés d'absorption étaient au contraire augmentées. De fait, il est certain que le séjour sur les hautes montagnes entraîne la polyglobulie (Quiserne, Bayeux) (1).

De nombreuses expériences ont été entreprises sur ce sujet. On a transporté des lapins au Pic du Midi (Muntz et Regnard), et vu monter la teneur de leur sang en hémoglobine ; on en a enfermé sous une cloche à raréfaction (Regnault); Viault comptait ses propres globules dans la Cordillère des Andes (7 100 000 hématies par millimètre cube); Egger, dans les Alpes (7 000 000); Wolff et Kappe, Müntz, ont insisté sur la fréquence des globules nains; chez les aéronautes, on observe des réactions semblables, très rapides, et Zuntz, Albert Robin ont constaté l'augmentation des échanges dans les mêmes circonstances. Plus récemment, Jaquet (2) a repris des expériences complètes sur des lapins : il a constaté l'augmentation des globules rouges, de l'hémoglobine et de la masse sanguine : l'hémoglobine augmente dans la proportion de 20 p. 100 pour une diminution de pression de 100 millimètres de mercure; les échanges hydrocarbonés sont accrus, mais les échanges azotés sont diminués : il y a rétention d'azote. Armand Delille et André Mayer, observant dernièrement sur des lapins, concluent qu'on obtient des résultats très variables, suivant une foule de conditions accessoires : Arnould (3) avait dit déjà que la bonne influence des climats de montagne était le fait de facteurs multiples simultanés, et Küss (1) à 4 350 mètres n'aurait constaté aucun changement dans les échanges.

(1) R. Bayeux, Numération des globules rouges au sommet du mont Blanc. *C. R. Acad. des Sc.*, 17 juillet 1905.

(2) A. Jaquet, Influence du climat d'altitude sur les échanges respiratoires. *Semaine médicale*, 1900, 323, et 1901, 217; *Rev. d'hyg.*, 1901, 81. — Höhenklima und Blutbildung. *Arch. f. Hyg.*, XLV, 1-10, 1901.

(3) E. Arnould, Modifications du sang sous l'influence des climats de montagne. *Rev. d'hyg.*, 1896, 612-624.

c. Les *grandes dépressions rapides* ont surtout de fâcheux effets, groupés sous le nom de *mal des montagnes*, et bien étudiés par Paul Bert. Ces effets apparaissent plus ou moins tôt, suivant la fatigue musculaire des sujets : vers 3 500 à 4 000 mètres chez les alpinistes, vers 8 500 à 9 000 chez les aéronautes. Ils consistent en lassitude, accélération respiratoire, bourdonnements d'oreille, vertiges, nausées, somnolence, affaiblissement des sens, lipothymies ; puis en hémoptysies, vomissements, asphyxie.

De nombreuses *influences* entrent en ligne de compte : celle du climat, puisque le niveau du mal des montagnes est environ celui des neiges éternelles, variable suivant les régions (6 882 mètres dans l'Himalaya, 4 800 dans les Andes, 4 000 en Perse, 2 700 dans les Alpes) ; celle de la fatigue, expliquant que Tissandier ait pu s'élever à 8 000 mètres en ballon, et que Janssen, en chaise à porteurs, ait pu faire sans encombre l'ascension du mont Blanc (4 810 mètres) ; celle de la résistance individuelle, etc.

La *pathogénie* du mal des montagnes est sans doute complexe : Paul Bert, expérimentant à l'aide de cloches à raréfaction, l'a attribué à la diminution de la quantité d'oxygène dans le sang, par diminution de tension de l'oxygène atmosphérique ; cette théorie est devenue classique : mais Lortet avait insisté sur l'importance de l'abaissement thermique, Gavarret sur l'exhalaison insuffisante d'acide carbonique, qui rend utiles les fréquentes périodes de repos pendant les ascensions. Mosso (2) incrimine au contraire l'acapnie, c'est-à-dire le manque d'acide carbonique, excitant bulbaire de la respiration : pour lui, l'acapnie se traduirait aussi par l'existence de la respiration de Cheyne-Stokes, pendant le sommeil normal, sur les Alpes. Lépine (3), qui réfute cette théorie, met en cause l'anoxhémie et certaines modifications mécaniques de la circulation cardio-pulmonaire, déjà notées par Liebig et Kronecker.

3° **Hygiène et prophylaxie.** — Nous ne pouvons insister ici sur la prophylaxie des accidents de montagne, liée d'ailleurs à leurs conditions pathogéniques : c'est le repos au cours des ascensions, l'usage de ballons d'oxygène (P. Bert), etc.

On a observé, même sur les hauts plateaux, la fièvre typhoïde, le choléra, la diphtérie ; la pneumonie, l'hémorragie cérébrale, l'ophtalmie des neiges y sont fréquentes. Mais la fièvre jaune et la malaria respectent les hauteurs, ainsi que les régions dont la température est au-dessous de 15°.

C'est surtout à propos de la prophylaxie et du traitement de la

(1) G. Kuss, Influence d'un séjour prolongé à l'altitude de 4 350 mètres sur les combustions intraorganiques mesurées par les échanges respiratoires. *C. R. Acad. des Sc.*, 24 juillet 1905.

(2) Mosso, Acapnie et mal des montagnes. *Rev. génér. des sciences*, 1897.

(3) R. Lépine, Les grandes altitudes ont-elles quelque utilité thérapeutique ? *Semaine médic.*, 1899.

tuberculose que s'est posée la question de la *cure d'altitude*, à 1 000 mètres ou environ, par les sanatoriums en particulier. De fait, outre que la mortalité par tuberculose est plus faible chez les habitants des hautes montagnes, on a prouvé expérimentalement la disparition des bacilles dans les crachats exposés à la lumière sur les hauteurs (Koch, Mittchell et Crouch). La cure de montagne convient, de l'aveu de la majorité des auteurs, aux prétuberculeux (Dumarest) (1), dans les cas d'albuminurie toxinique de J. Teissier, par exemple; elle convient aux tuberculeux à tendance fibreuse, à bronchites hivernales, aux scrofuleux, aux chlorotiques, ainsi qu'aux arthritiques peu nerveux, à certaines glycosuries simples ou diabétiques (Roque, Lépine).

Mais le sanatorium doit être installé dans des conditions d'hygiène parfaite, protégé contre les vents (Jaccoud, Robin et Binet, Lalesque). De plus, il ne faudrait pas croire que l'altitude ait une action spécifique : on peut mourir de tuberculose à plus de 1 000 mètres, et même des cobayes tuberculeux, transportés à cette hauteur par Lannelongue, Achard et Gaillard, ont succombé plus vite que des témoins, à cause du froid très vraisemblablement.

Aussi la montagne est-elle *contre-indiquée* dans certains cas : par exemple à la phase consomptive (Jaccoud), dans les cas fébriles avec échanges respiratoires augmentés (A. Robin et Binet), chez les phtisiques congestifs ou excitables, dans les formes caséeuses hémoptoïques des jeunes femmes, ou dans les scléroses progressives avec emphysème et dilatation du cœur (Weber, Dumarest).

D'ailleurs, toutes les lésions cardiaques mal compensées (Dumarest), les myocardites, la sénilité, les névropathies avec asthénie, excitation cérébrale, tachycardie et palpitations (Bouveret), sont des contre-indications des climats d'altitude.

D. ***SUBDIVISIONS CLIMATÉRIQUES DE L'EUROPE ET DE LA FRANCE; PLAGES MÉDITERRANÉENNES.*** — 1° **L'Europe.** — Elle est comprise entre les isothermes de +20° et de 0°; sa *température* moyenne est, par conséquent, de 10°; la moyenne hivernale est de 3° au-dessus de 0, la moyenne estivale de 18° (fig. 26). Les *vents* d'ouest, venus de l'Atlantique, apportent la *pluie*, fréquente sur les côtes océaniques (Irlande, Norvège : 1 mètre par an) et dans les hautes montagnes (Alpes : 2 mètres par an), surtout en hiver dans le sud, en automne dans l'ouest, en été dans l'est et le centre.

A part une petite partie comprenant la Laponie, où la température moyenne de l'année est inférieure à 0°, et qu'on appelle *climat hyperboréen*, l'Europe comprend : des *climats continentaux* (est et centre), avec étés chauds, hivers froids, surtout au nord-est, pluies peu abondantes; des *climats océaniques*, essentiellement tempérés, avec

(1) F. Dumarest, Organisation d'un sanatorium. *Ann. d'hyg.*, 1898, 2, 250.

saisons douces, vents d'ouest fréquents, et des *climats méditerranéens*, plus chauds à cause des vents d'Afrique, avec vents violents, pluies fréquentes, etc.

2° **La France**. — Elle est le type des climats tempérés, sauf par ses côtes méditerranéennes qui sont des régions chaudes. Elle est comprise entre les isothermes de + 15° au sud et de + 9° au nord (fig. 27) : l'isotherme de + 11°, qui indique sa *température* moyenne annuelle, coupe le Cotentin, traverse la Loire, contourne le plateau central, remonte le long de la vallée du Rhône et de la Saône, et redescend le long des premières assises du Jura et des Alpes. A Paris, cette

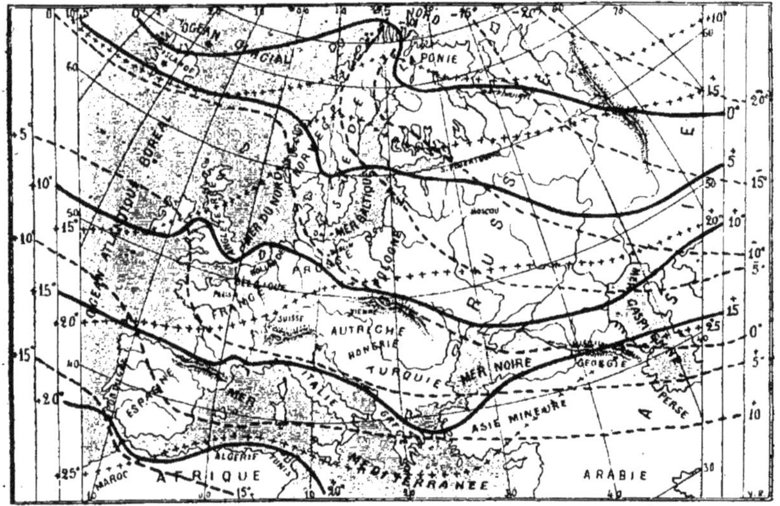

Fig. 26. — Thermalité de l'Europe.

température annuelle moyenne est de 10 à 11°. Les lignes isothères coupent le pays régulièrement, du sud-ouest au nord-est, mais les isochimènes suivent des courbes très irrégulières : la température moyenne de l'hiver est + 5 à 6°, et celle de l'été + 20°.

La France est située dans la zone des *vents* variables, les plus fréquents soufflant de l'Atlantique. La quantité de *pluie* qu'elle reçoit en moyenne est de 80 centimètres par an, beaucoup plus sur les côtes de l'Océan, les Pyrénées et les Alpes, beaucoup moins dans la Brie et la Champagne et sur la côte méditerranéenne. En automne, il pleut surtout dans le centre ; en été, au nord-est ; en hiver, dans la vallée du Rhône ; en Bretagne, il pleut beaucoup en toutes saisons.

En se basant surtout sur la température et l'humidité, on a pu subdiviser la France en cinq climats, dont trois maritimes, les climats séquanien, girondin, méditerranéen, et deux continentaux, les climats rhodanien et vosgien.

3° **Climats continentaux français**. — De nos deux climats continentaux, le plus extrême est le climat *vosgien*, qui s'étend jusqu'aux Ardennes : il occupe le nord-est de la France, sa température moyenne est de 9°,6, les hivers y sont très froids (2°) et secs, les étés très chauds (20°), les pluies assez abondantes.

Le climat *rhodanien* ou *lyonnais*, ou du sud-est (bassins de la

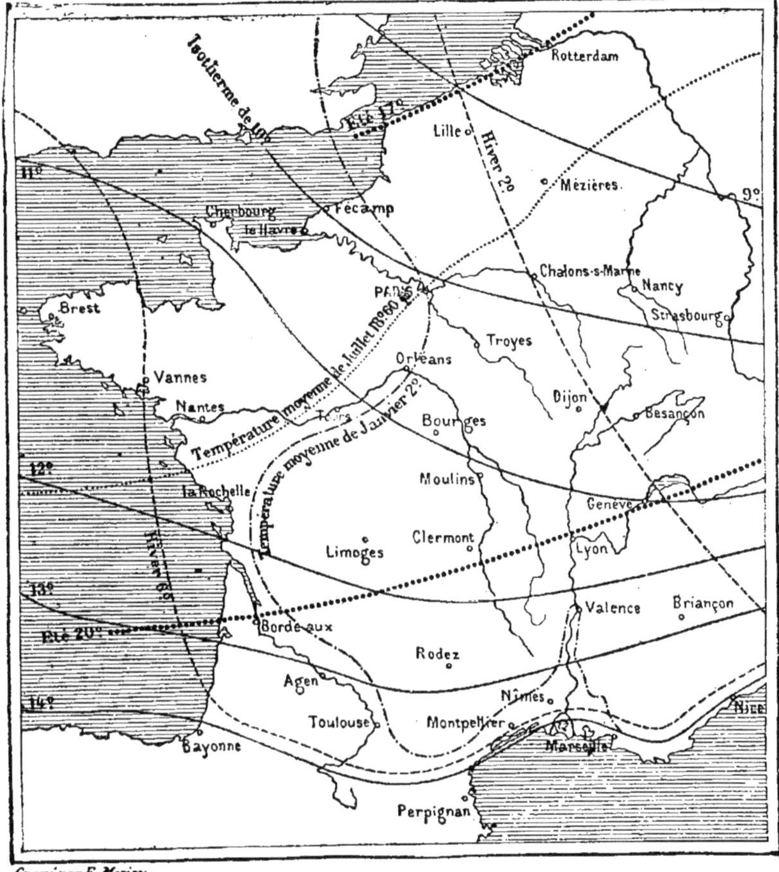

Fig. 27. — Thermalité de la France.

Saône, du Rhône, de l'Isère, climat auvergnat) est un climat de transition, aux caractères très divers : sa température moyenne est de 11° ; les tremblements de terre n'y sont pas très rares ; les vents y soufflent souvent directement du nord ou du midi ; les pluies y sont très abondantes (720 millimètres par an).

4° **Climats maritimes français**. — Le climat *séquanien* occupe surtout le bassin de la Seine, et toute la France du nord-ouest (climat armoricain) : sa température moyenne est de 10°,9, les moyennes thermiques annuelles y sont moins écartées, la pluie moins abondante (548 millimètres) : les vents soufflent du sud-ouest et du nord-est; dans la région armoricaine, la température est très égale, les brouillards et les pluies sont fréquents, surtout en automne et en hiver; en Brie et en Champagne, l'air et le sol sont au contraire très secs.

Le climat *girondin*, ou du sud-ouest (Charente, Gironde, Adour), a une température moyenne de 12°,7, des hivers froids, des étés chauds, des pluies assez rares et abondantes, sauf en automne et au printemps.

Le climat *méditerranéen*, ou *provençal*, a une température moyenne de 14°,8 et peu d'écarts thermiques entre l'hiver et l'été; il rappelle les climats continentaux par sa sécheresse, recevant beaucoup de lumière solaire (Teyssère) et peu de pluie, sauf en automne et au printemps, par les vents du sud, et d'autant plus qu'on se rapproche davantage de l'est. L'humidité froide n'y règne jamais, car l'air y est chaud lorsqu'il est humide, et sec lorsqu'il est froid. Il est parcouru par le mistral, vent glacé descendu des Alpes, et par le sirocco, chaud et énervant, venu du Sahara. Comme la Haute-Italie, notre côte méditerranéenne est un centre d'appel pour l'air de la mer. A l'est de Toulon, les plages de Hyères, Cannes, Nice, Menton sont abritées contre les vents froids du nord par le rempart des Alpes, et largement ouvertes aux brises du midi; elles ont, à peu près comme Naples, une température moyenne supérieure à 16°. C'est la « côte d'Azur », recherchée surtout dans un but de climatothérapie.

5° **Action physiologique des plages**. — Nous ne reviendrons pas sur l'action physiologique des climats maritimes en général (Voy. p. 96), ni sur les dangers, d'ailleurs évitables, comme nous l'avons indiqué, que peuvent présenter les ports. Mais nous dirons quelques mots de la cure méditerranéenne, prise comme type de *cure maritime*, et envisagée surtout chez les tuberculeux (Lalesque).

La cure marine de la tuberculose peut s'effectuer soit en mer, soit au bord de la mer (cure libre, home sanatorium). Son heureuse influence est bien établie par les travaux de Leroy de Méricourt et les récents rapports de Manquat, Barély, Rénon, au *Congrès de climatothérapie de Nice*, en 1904.

La *cure marine en mer*, recommandée par Bricheteau, Clark, avait été condamnée par J. Rochard : « la phtisie, disait-il, marche à bord des navires avec plus de rapidité qu'à terre ». Mais la véritable *cure* en mer, telle que la préconise Lalesque à Arcachon, excite l'appétit et la respiration, procure le bien-être, est une cause d'exercice passif par suite des mouvements du navire, et agit aussi par les rayons chimiques abondants qui arrivent à l'homme en mer sans excès de chaleur. Ses indications seraient pourtant très limitées, d'après Manquat.

La *cure marine au bord de la mer*, niée par J. Rochard à cause de l'humidité qui souvent l'accompagne, et par Fonssagrives, est encore conseillée par Lalesque. Manquat fait remarquer que la brutalité des influences météorologiques de certaines plages est pernicieuse; et Jaccoud, que les climats doux, à pression moyenne, sont débilitants et dépressifs. La mer n'a d'ailleurs pas d'influence spécifique : Lannelongue, Achard et Gaillard ont vu des cobayes tuberculeux mourir plus vite sur les côtes qu'au laboratoire; l'action de la lumière solaire, au contraire, a pu prolonger leur survie (de Renzi).

En général, cependant, l'*action* du climat méditerranéen est à la fois tonique, résolutive et modérément excitante : la nutrition est accélérée, il y a hyperglobulie, relèvement du pouls et des fonctions digestives, élévation du coefficient urinaire et augmentation de la perspiration cutanée.

Ses *indications* s'étendent surtout à la tuberculose des gens relativement âgés et à la tuberculose infantile, aux tuberculoses locales ganglionnaires ou cutanées, articulaires ou osseuses, aux tuberculoses limitées qui supporteraient mal l'altitude, à la scrofule et à la chlorose (E. Vidal).

Le climat méditerranéen, contrairement à la plupart des pays maritimes humides et froids, convient aux rhumatisants (Triboulet), ainsi qu'aux sujets atteints de lésions cardio-artérielles (Huchard), à moins d'asystolie. Les catarrheux se trouvent bien d'un séjour au Midi (J. Renaut), l'air sec et le soleil sont utiles aux albuminuriques, et l'on connaît l'heureuse action des bains de soleil sur le rhumatisme tuberculeux (Poncet).

Il y a des *contre-indications* : phtisie aiguë ou galopante, ou à poussées aiguës congestives rapprochées, avec éréthisme et hémoptysies, tuberculose avec hyperexcitation nerveuse, ulcérations laryngées (Guiter). Le home sanatorium de Landouzy pourrait convenir, dans certains cas où le sanatorium ouvert ou libre est contre-indiqué (Barety).

III. — CLIMATS CHAUDS ET CLIMATS TORRIDES OU TROPICAUX.

a. Les *climats chauds* sont compris entre la ligne isotherme de + 25° et la ligne isotherme de + 15°. La partie habitable de ces climats est séparée de la partie habitable des climats torrides par des bandes de déserts, où les pluies sont nulles, et dont l'une s'étend dans l'hémisphère boréal, l'autre dans l'hémisphère austral (Planches I et II).

Dans l'*hémisphère nord*, ils comprennent : dans l'*Afrique occidentale*, le Maroc, l'Algérie, la Tunisie; dans l'*Afrique orientale*, la Tripolitaine et l'Égypte. En *Europe méridionale*, ils s'étendent sur l'Espagne, l'extrême sud de la France, l'Italie maritime et la Grèce. En *Asie occidentale*, c'est la Turquie d'Asie, l'Arabie, l'Arménie et la

Perse; en *Asie centrale*, l'Afghanistan, le Turkestan; dans l'*Asie orientale*, le sud de la Chine. En *Océanie*, la Polynésie septentrionale; en *Amérique*, le nord du Mexique et le sud des États-Unis.

Dans l'*hémisphère sud*, les climats chauds sont: en *Afrique*, le Cap, l'Orange et le pays des Hottentots; en *Océanie*, l'Australie et la Nouvelle-Calédonie; en *Amérique*, le Pérou et le Brésil.

b. Les *climats torrides ou tropicaux* sont compris entre l'équateur thermal (+ 28°) et la ligne isotherme de + 25°: c'est dire que la zone torride est unique, les deux climats torrides boréal et austral se confondant à l'équateur: elle s'étend de l'isotherme + 25° boréal à l'isotherme + 25° austral. Elle est réunie aux climats chauds par deux bandes de déserts sans pluies.

Elle comprend les trois quarts de l'Afrique: en *Afrique occidentale*, le Sénégal, la Sénégambie, la Guinée, le Congo; en *Afrique centrale*, le Sahara, le Fezzan, le Soudan; en *Afrique orientale*, l'Abyssinie, Zanguebar, le Mozambique.

En *Asie occidentale*: l'Arabie, le sud de la Perse, le Béloutchistan; dans l'*Asie centrale*: l'Hindoustan; en *Asie orientale*: la Birmanie, le Siam, l'Annam.

En *Océanie*: les îles de la Sonde, les Philippines, Célèbes, les Moluques, la Nouvelle-Guinée, en *Malaisie*; les îles Carolines, les îles de la Société et les îles Marquises en *Polynésie*.

Dans l'*Amérique du Nord*, le Mexique, l'Amérique Centrale, les Antilles; dans l'*Amérique du Sud*, la Colombie, la Guyane et le nord du Brésil.

En somme, elle englobe le tiers du globe: l'Europe seule reste complètement en dehors d'elle.

1° **Météorologie**. — *a.* La météorologie des *climats chauds extra-tropicaux* a des caractères intermédiaires à celles des zones tempérées et torrides. La *température* moyenne y est inférieure de 7 à 8° à celle de la zone tropicale. Les oscillations thermiques diurnes et mensuelles y sont considérables: c'est ainsi qu'il gèle parfois, la nuit, dans le Sahara algérien où la pureté constante du ciel favorise le rayonnement nocturne.

On peut y distinguer quatre *saisons*, mais de très inégale importance: l'été prédomine de beaucoup, les saisons de transition sont courtes et peu marquées.

D'une manière générale, l'air est sec, le ciel pur, la *pluie* rare (vingt-quatre jours par an à Biskra), dans les pays chauds placés en deçà des déserts. La *luminosité* est grande.

Les *vents* sont très forts et chargés de poussière en certains points (contre-alizés), supprimés en certains autres par le voisinage des montagnes: il en est ainsi de la plupart de nos plages méditerranéennes (Menton) et de la côte septentrionale de l'Afrique, que des montagnes abritent au nord, sauf en ce qui concerne l'Égypte et la

Tripolitaine, pays de plaine par excellence, avec des fleuves, des deltas, etc.

b. La météorologie des *climats torrides* est assez uniforme. La *température* y est toujours très élevée, de 26 à 28° en moyenne, et ne présente que peu d'écart (1 à 4°) entre la moyenne du mois le plus froid et celle du mois le plus chaud: les oscillations nycthémérales peuvent cependant être très fortes dans les déserts.

L'*état hygrométrique* y est élevé d'une façon générale, mais il y a lieu de distinguer deux *saisons*, l'une sèche et fraîche, l'autre, pendant laquelle les *pluies* sont à la fois très fréquentes et très abondantes. Pendant la saison pluvieuse, ou *hivernage*, la température est plus élevée que pendant la saison sèche : ces deux périodes correspondent à la position du soleil, au nord ou au sud de l'équateur. La *luminosité*, sauf sous l'équateur, est très vive, surtout dans la saison sèche.

Les *vents* régnants sont les *alizés* du nord-est dans l'hémisphère boréal, les alizés du sud-est dans l'hémisphère austral : en se rencontrant au voisinage de l'équateur, ils s'annulent et laissent les nuages s'accumuler en un anneau (*cloud ring*) que nos marins appellent le *pot au noir* (Planche II); c'est aussi la zone des *calmes équatoriaux*, mais de chaque côté de la ligne, au contraire, les *orages* règnent en permanence; les ras de marée, les typhons et les cyclones sont très fréquents.

Les conditions telluriques sont souvent très mauvaises : les mers de sable, les marais habités de moustiques sont très répandus.

2° **Action physiologique.** — *a.* L'influence des *pays chauds* sur l'organisme sain tient, en quelque sorte, le milieu entre celle des régions tempérées et celle des zones tropicales.

Les indigènes de ces pays sont des hommes nerveux, souvent très actifs, parfois emportés, mais ordinairement sans grande persévérance : nos méridionaux en sont un exemple. Leur peau est pigmentée par le soleil, leurs yeux bruns, leur barbe et leurs cheveux noirs.

Ces modifications sont, en grande partie, dues à l'action de la lumière solaire, dont il a été déjà parlé, et dont on a proposé l'emploi thérapeutique (héliothérapie). Cette action peut présenter quelques dangers (Manquat) : le coup de lumière (Cassien) si elle est rapide, l'héméralopie si elle est lente, des phénomènes de congestion pulmonaire chez les tuberculeux hémoptoïques (Daremberg, Lalesque, Sabourin, Manquat).

Les climats chauds et humides, les écarts thermiques considérables augmentent les échanges organiques en général (Bidder et Schmidt, Moleschott, Pettenkoffer et Voit, Hanriot et Richet), et en particulier les échanges respiratoires, conditions défavorables à l'hygiène des tuberculeux (A. Robin et Binet).

La sécrétion biliaire, les fonctions cutanées sont également accrues dans les pays chauds.

b. La présence d'eau en grande quantité dans l'air des *zones tropicales*, ainsi que la moindre richesse de cet air en oxygène, expliquent une grande partie des phénomènes physiologiques observés sous les tropiques : on conçoit, entre autres choses, que ces phénomènes soient accrus encore pendant la chaude période des pluies.

La menstruation est particulièrement précoce chez les indigènes sous les tropiques.

Il résulte à la fois de l'excès de tension de la vapeur d'eau dans l'air, entravant l'évaporation cutanée, et de l'ingestion de grandes quantités d'eau, due à la soif dont il est atteint, que l'homme, l'Européen, a, dans ces climats, un organisme en état de pléthore aqueuse ou d'hydrémie.

On peut, avec Treille, étudier en détail l'action du climat intertropical sur les diverses fonctions de l'organisme : « La respiration active ses mouvements pour exhaler de la vapeur d'eau ; il y a moins d'oxygène absorbé », dit Lacassagne, et on connaît la polypnée thermique de Richet ; la tension vasculaire ne tarde pas à s'abaisser (Jousset) ; « l'appétit est moins prononcé et la chylification moins active » (Dutrouleau) ; la fonction sudorale est continuellement exagérée, l'excrétion urinaire diminuée, la sécrétion biliaire augmentée.

Il en résulte la diminution de l'hématose et du tonus du système nerveux : l'apathie des indigènes est bien connue ; les populations nègres sont molles, la religion indienne est une religion d'inertie. Pour les Européens, le résultat est surtout l'anémie tropicale et l'imminence morbide (Treille).

3° **Pathologie des climats chauds (extra et intra-tropicaux).** — D'après Proust, certaines maladies des climats torrides leur sont communes avec tous les autres pays, sans y rien présenter de spécial ; les autres, communes, elles aussi, à la plupart des pays, sont plus particulièrement graves sous les tropiques ; d'autres enfin sont propres à ces climats.

Cette division très logique, quoique un peu artificielle, peut s'appliquer également à la pathologie des pays chauds extra-tropicaux.

a. A propos des *maladies communes et semblables dans tous les pays*, les unes infectieuses (la variole n'est pas rare, en Indo-Chine par exemple), les autres nerveuses, etc., il convient de faire remarquer la *bénignité des traumatismes* sous les tropiques : la cicatrisation des plaies est rapide, sans complications, à moins qu'il s'agisse de contamination tétanique, ou de blessures par armes empoisonnées, ou encore de sujets paludéens ; les nègres sont particulièrement résistants.

D'après Jullien (1), les *maladies vénériennes* sont répandues et souvent graves aux colonies : la syphilis, par exemple, est fréquente en Algérie, en Tunisie, en Éthiopie, à Madagascar, à La Réunion, au Laos, en Indo-Chine (Jeanselme), à Tahiti, en Nouvelle-Calédonie, en Guyane ; le phagédénisme n'est pas rare (Brault).

b. Parmi les *maladies communes à la plupart des climats*, mais présentant dans les pays chauds un *caractère spécial de gravité*, nous signalerons un peu longuement la fièvre typhoïde à cause des conclusions prophylactiques que nous pourrons déduire de cette étude.

La *fièvre typhoïde* n'est pas rare aux pays chauds, et en particulier dans nos colonies. Elle a pu être étudiée en Algérie et en Tunisie par Laveran, Kelsch, Crespin; elle y serait même plus fréquente qu'en France, d'après Colin, chez nos soldats : en 1895, la morbidité typhique fut de 20 pour 1000 hommes d'effectif à Alger, Constantine et Tunis, de 42,6 p. 1000 à Oran, alors que la moyenne était de 8,95 pour l'armée entière. La dothiénentérie est commune, surtout de juin à octobre, dans toutes les grandes villes d'Algérie. Les épidémies typhiques apparaissent chaque année, après les pluies, au Sénégal et au Soudan (Treille); Dutrouleau insiste sur leur fréquence à la Réunion et en Cochinchine : au Tonkin, les foyers épidémiques existent surtout dans l'agglomération du delta (Treille); la maladie ne disparaît jamais complètement de Shanghaï. Presque endémique à la Guadeloupe, elle produit de nombreux cas à la Nouvelle-Calédonie pendant la saison chaude (Brun), et elle y fait à peu près autant de victimes qu'en France. Les observations les plus fréquentes sont relevées chez les Européens, en particulier chez les jeunes gens, dans les trois premières années de leur séjour (Manson).

La gravité de la fièvre typhoïde aux pays chauds est extrême, surtout pour les Européens : en Algérie, sa mortalité est grande pour les sujets jeunes ou non acclimatés; d'après la statistique municipale, 101 cas mortels auraient été enregistrés de janvier 1902 à mai 1904, sur les 141 883 habitants constituant la population résidante de l'agglomération d'Alger. La même gravité est signalée par Brun pour la Nouvelle-Calédonie, par Dutrouleau pour la Cochinchine, où les formes ataxiques sont les plus nombreuses et souvent mortelles, par Manson pour les Indes, où elle tue plus de soldats que le choléra lui-même. D'après ce dernier auteur, la mortalité typhique, qui est de 1 p. 8 en Angleterre, atteint aux Indes le chiffre de 1 p. 3.

Au nombre des affections communes à tous les climats, mais plus graves sous les tropiques, la *tuberculose* a été signalée par Rochard, par Fonssagrives, par Laure : « Les pays chauds envisagés dans leur ensemble, dit Rochard, exercent une influence fâcheuse sur la marche de la tuberculisation pulmonaire et en accélèrent le cours » ;

(1) Jullien, Les maladies vénériennes aux colonies, *Journal des maladies cutanées et syphilitiques*, juin 1904, et *Congrès coloniaux français*, Paris, 1904.

de même, d'après Laure, non seulement les phtisiques ne guérissent pas sous l'équateur, mais encore ils y succombent fréquemment aux formes galopantes.

Il n'en est pas de même, nous le savons, dans les pays chauds de la zone extra-tropicale, plus voisins des climats tempérés, du moins le plus souvent, et si l'on tient compte de plusieurs conditions. Nous ne reviendrons pas ici sur ce point, traité à propos de nos plages méditerranéennes, dont se rapprochent, jusqu'à un certain point, les villes maritimes du nord de l'Afrique. Nous ajouterons seulement que la cure méditerranéenne de la tuberculose n'est due à aucune propriété spécifique des climats chauds, puisque les indigènes eux-mêmes y meurent parfois de phtisie, et puisque le bubon tropical serait le plus souvent une adénite tuberculeuse (Batut); mais que, cependant, les décès par tuberculose sont peu nombreux dans nos troupes du littoral de la Méditerranée.

Enfin, la *mortalité infantile*, surtout celle du premier âge, est grande dans les climats chauds, même en dehors des tropiques, puisqu'elle serait de 90 p. 100 en Égypte d'après Bertillon : nous reviendrons sur ce point à propos de l'acclimatement.

c. Les *maladies plus propres aux pays chauds* peuvent être groupées d'après la division suivante, à peu près calquée sur celle qu'admet Le Dantec : Les unes sont dues à des *agents physiques*, à l'action du soleil par exemple : coup de soleil, coup de lumière, héméralopie, érythème solaire, coup de chaleur, anémie tropicale, etc.; les autres, à des *toxiques chimiques* : les venins des serpents (naja, etc.) étudiés par Phisalix et Bertrand, par Calmette, ceux des scorpions ou des araignées, les toxines des poissons, les poisons végétaux, etc. D'autres sont dues à des *parasites animaux* : chique ou puce pénétrante, répandue sur la côte ouest d'Afrique et dans l'Amérique tropicale ; luciole, ou mouche hominivore, à la Guyane; paludisme; fièvre jaune; filariose de Médine ou dragonneau, fréquente dans les régions marécageuses; éléphantiasis des Arabes ; distomatoses, et en particulier bilharziose, sorte de cystite hématurique, endémique en Égypte et sur les côtes africaines, depuis le Nil jusqu'au Cap, ainsi que sur la côte d'Asie, et propagée par l'eau (Lortet et Vialleton, Brault, etc.) ; hématurie chyleuse du Brésil; ankylostomiase en Égypte, en Algérie ; trypanosomiases et maladie du sommeil ou de la mouche tsé-tsé (Congo, Sénégal, Gambie). D'autres sont produites par des *microbes* : dysenterie, congestion hépatique et abcès du foie, diarrhée de Cochinchine et autres diarrhées coloniales, bouton d'Orient ou d'Alep ou clou de Biskra, choléra asiatique, peste, fièvre récurrente, rhinosclérome, pied de Madura, lèpre (répandue sur les côtes africaines de l'Atlantique, en Égypte, Syrie, Nouvelle-Calédonie, à Madagascar, en Indo-Chine) (Jeanselme), etc. D'autres enfin relèvent de causes inconnues :

verruga du Pérou, ophtalmie granuleuse d'Égypte, dengue (côte orientale d'Afrique), dermatoses, pian (côte d'Ivoire), aïnhum, béribéri (Indo-Chine, Birmanie, Siam, Java), ulcère phagédénique (Madagascar).

De ces affections, certaines sont *endémiques* : paludisme, dysenterie et abcès hépatiques, diarrhées coloniales, verruga du Pérou, bouton d'Orient, etc. D'autres, surtout *épidémiques*, et ordinairement plus spéciales à la saison d'hivernage : choléra, fièvre jaune, peste, fièvre récurrente, dengue, etc.

Nous avons traité la question de l'*insolation* (Voy. p. 80). Nous renverrons au chapitre de l'*Épidémiologie* pour l'étude détaillée des maladies infectieuses ou parasitaires. Quelques mots cependant sont nécessaires ici, avant de conclure à l'hygiène et à la prophylaxie des tropiques.

Le *paludisme* existe à la fois dans les climats torrides et dans les régions chaudes extra-tropicales; les cas en sont nombreux en Indo-Chine (Jeanselme), au Sénégal (Brault); le Delta du Nil en est peu atteint. Ses relations avec les piqûres de moustiques apparaissent nettement : les anophèles sont nombreux à Madagascar (Laveran) (1), à Panama, etc. C'est surtout en août qu'on note, chaque année, sa recrudescence épidémique; on l'observe sous ses différentes formes : intermittente, continue, rémittente, pernicieuse et cachectique; et avec ses différentes complications : fièvre bilieuse hémoglobinurique, anémie tropicale, etc.

La *dysenterie* est fréquente aux Indes, au Sénégal, en Égypte, etc., avec ses conséquences (congestion hépatique, abcès du foie). Comme le paludisme, elle augmente de fréquence et de virulence à mesure qu'on se rapproche de l'équateur (Le Dantec). La statistique médicale de notre armée porte à son compte, pour l'Algérie et la Tunisie, 1 715 cas, avec 71 décès, en 1901 et 1902. Elle existe surtout en été et en automne; le rôle de l'eau dans sa transmission est établi par de nombreuses preuves. On admet actuellement qu'il existe une dysenterie amibienne, plus spécialement exotique, et une dysenterie bacillaire (Chantemesse et Widal, Shiga, Vaillard et Dopter, Kruse, Flexner, etc.), qu'on observe aussi dans nos pays tempérés.

La *peste*, le *choléra*, la *fièvre jaune* sont surtout endémiques au voisinage de certains deltas : delta du Gange pour le choléra, du Mississipi pour la fièvre jaune, etc., du moins d'une façon très générale. Plus exactement, on peut, avec Le Dantec, décrire comme il suit les foyers primitifs ou secondaires de ces infections :

La *peste* a deux foyers primitifs, l'un indien, l'autre chinois (Yunnam), et, comme foyers secondaires, la Tripolitaine, l'Assyrie, proche de la Mecque, la Mésopotamie (Tholozan), l'Ouganda (Koch).

(1) Laveran, Anophèles à Madagascar et prophylaxie du paludisme. *Acad. de méd.*, 1904.

On connaît le rôle des rats et de leurs puces (Simond) dans la transmission du bacille de Yersin-Kitasato.

Le *choléra asiatique* a un foyer indien dans les Indes anglaises, un foyer malais dans les Indes néerlandaises, un foyer indo-chinois aux Indes françaises (Proust, Thoinot, Jeanselme), un foyer dans le Hedjaz, qui rend si dangereux le pèlerinage de la Mecque. Par la route du Volga, par les routes de la mer Noire, le choléra peut encore, à l'heure actuelle, envahir l'Europe (Chantemesse), comme le prouvent des faits tout récents (Russie, Prusse). La transmission du vibrion de Koch par l'eau de boisson rappelle l'étiologie et la pathogénie de la dysenterie et de la fièvre typhoïde.

La *fièvre jaune* possède deux foyers primitifs, constamment endémiques, le golfe du Mexique (Panama, etc.) et les Grandes Antilles, et plusieurs foyers secondaires à endémicité intermittente : Petites Antilles, Vénézuéla, Guyane, Brésil, Sierra-Leone, Gambie. La propagation de l'agent pathogène est actuellement attribuée à un moustique (*Stegomya fasciata*).

La *maladie du sommeil* a été observée dans toute l'Afrique centrale (Clarke), depuis le Sénégal au nord jusqu'à Saint-Paul de Loanda au sud; elle est endémique au Sénégal, au Congo, dans l'Ouganda, en Gambie. Elle frappe les nègres, mais on vient d'en signaler chez des Européens (Laveran, Sicard, etc.). Elle est due au *Trypanosoma gambiense* (Forde et Dutton, Castellani et Bruce), qui se multiplie dans le sang et le liquide céphalo-rachidien, et qui se transmet par la piqûre d'une mouche (*Glossina palpalis*), analogue à la mouche tsé-tsé qui transmet le nagana aux bovidés et aux équidés de l'Afrique centrale [Laveran et Mesnil (1), Brumpt (2)].

En somme, et pour ne pas prolonger cette étude, dont on retrouvera les détails au chapitre de l'*Hygiène coloniale*, la pathologie des pays chauds, en dehors des grandes recrudescences épidémiques plus ou moins spéciales à certaines régions assez limitées, se traduit surtout : en été, par la dysenterie et les premiers accès paludéens ; en automne, par les récidives du paludisme ; en hiver, par les congestions viscérales, la pneumonie, les cachexies.

La mortalité de nos troupes aux pays chauds a été de 40 p. 100 au Tonkin, pendant qu'elle était de 10 p. 100 en France ; et, pendant notre conquête de Madagascar, nous avons compté 6 000 décès sur 25 000 hommes de troupe, 7 de ces décès seulement étant le résultat de blessures.

4° **Hygiène et prophylaxie**. — L'*hygiène des indigènes* aux pays chauds, quoique laissant beaucoup à désirer en général, est organisée

(1) Laveran et Mesnil, Évolution du Nagana. *Bull. Acad. de méd.* 1902, XLVII, 646-677.

(2) Brumpt, Sur la prophylaxie de la maladie du sommeil, *Congrès coloniaux français*, Paris, 1904.

en plusieurs points, par leurs religions, de façon utile : c'est ainsi que la loi de Mahomet défend l'usage de l'alcool et des viandes insalubres, recommande les soins de propreté, etc.

Pour les Européens qui veulent aller aux colonies, aussi bien que pour ceux qui s'y trouvent, une des premières précautions est de ne se mettre en campagne que pendant la bonne saison, c'est-à-dire la saison sèche : les endémies sont plus virulentes, les Européens moins résistants pendant l'hivernage.

Ainsi les meilleures époques d'arrivée seront, d'après Raynaud, Bonvalot et Thierry, Halverda : dans la zone tropicale nord, vers la fin de novembre (Tonkin); dans la zone équatoriale nord, vers la fin de décembre (Dahomey); dans la zone équatoriale sud, de mai au commencement de juin (Gabon); dans la zone tropicale sud, au commencement de juin (Madagascar). Le choix du personnel, du costume, des aliments, des campements, les soins de propreté, etc., devront être soigneusement surveillés dans toutes les expéditions et les explorations aux pays chauds (Raynaud, Bonvalot et Thierry, *Congrès international d'hygiène*, Paris, 1900).

Max Rübner a insisté sur la nécessité d'une nourriture spéciale, et l'abstinence est à recommander au premier chef : pour Hueppe (1), Wulffert (2), la démence tropicale n'est qu'une séquelle de l'alcoolisme, et la malaria le grand ennemi de la colonisation.

L'orientation des bâtiments aux pays chauds, contrairement à ce qu'elle doit être en France, devra permettre l'entrée large de l'air par toutes les issues, et protéger autant que possible les habitants de la chaleur solaire : la grande façade devra donc être tournée non du côté du soleil, mais du côté des vents alizés (Le Dantec).

Les sanatoriums établis dans les pays chauds, et, autant que possible, les cantonnements de troupes, doivent être placés à une altitude suffisante pour qu'on y trouve la température des climats tempérés.

La *prophylaxie des diverses maladies* des pays chauds sera exposée en détail aux articles *Paludisme*, *Dysenterie*, *Choléra*, *Peste*, *Fièvre jaune*, etc.

L'assainissement des marais, l'usage des moustiquaires, l'emploi préventif de la quinine, à condition de ne pas dépasser la dose quotidienne de 0gr,70 (Brault) seront utiles contre le *paludisme* (3). L'anémie tropicale, si intimement liée à la fièvre intermittente, nécessitera le rapatriement d'urgence, et la cure d'altitude.

Pour prévenir la *fièvre typhoïde*, la *dysenterie*, le *choléra*, il faudra, autant que possible, désinfecter les fèces et les urines des fébricitants

(1) F. Hueppe, Ueber die modernen Kolonisationsbestrebungen und die Anpassungsmöglichkeit der Europäer in den Tropen. *Berlin. klin. Woch.*, 1901.

(2) Wulffert, Wie ist es nach unseren Kenntnissen der Alkoholwirkung, etc., *Deutsch. Vierteljahr. f. öffentlich. Gesundheits*, XXXIV, 1902, 393.

(3) Laveran, Assainissement de la Corse, *Bull. Acad. de méd.*, 7 oct. 1902.

(Lesieur et Mahaut (1), Charrin), filtrer artificiellement l'eau potable (J. Courmont), et, à défaut, la faire bouillir, assurer enfin l'évacuation et la destruction des matières usées (système séparatif).

C'est ainsi que, à Alger, les eaux de boisson sont généralement bonnes, mais les égouts très insuffisants (Crespin) : de plus, dans les maisons ou les quartiers possédant des puits, les cas de fièvre typhoïde sont plus nombreux. A Oran, l'eau potable est trop riche en bactéries. Dans les petites villes algériennes sans égouts, dans les oasis, l'eau est distribuée par des sequias (ruisseaux) servant à la fois à tous les usages, facilement pollués, et par conséquent elle est très dangereuse.

D'ailleurs, dans la plupart des colonies françaises, tout est encore à faire, ou presque tout, au point de vue de la prophylaxie générale : les fièvres de nature typhique, dit Treille, prennent, pour la plupart, leur source dans la souillure du sol. Avec plus de rapidité encore que dans nos contrées, tout ce qui provient de la maison à titre de matière usée devrait pouvoir être enlevé de suite. Problème difficile, non à la campagne, mais pour le bourg européen, auquel confine souvent un village indigène. A Dakar, par exemple, l'évacuation des déchets est très mal assurée : les tinettes sont censées être vidées à la mer, mais la majeure partie des matières fécales est simplement déversée dans des terrains vagues non enclos. A Madagascar, où la dothiénentérie n'existe pas encore (la typho-malaria n'aurait avec elle aucun point commun), elle trouverait, si elle y faisait son apparition, des conditions très favorables à son développement : absence d'égouts, évacuation des détritus par la mer ou par des cours d'eaux exposés à de fréquentes crues, terrain sablonneux, habitudes peu hygiéniques des indigènes, etc.

C'est la situation générale de nos possessions africaines, entre autres, et il y a là un danger absolu. Dans les colonies anglaises, au contraire, on a construit des égouts, installé des amenées d'eau potable, assuré l'enlèvement des immondices et la propreté de la voirie ; l'hygiène y est un véritable service de l'administration coloniale, et, si la fièvre typhoïde fait encore des ravages dans les possessions anglaises, c'est dans les villes dont la propreté n'a pu être encore suffisamment assurée (Manson).

Bref, la filtration des eaux (système américain par exemple) s'impose, ainsi que la désinfection des excreta typhoïdiques.

La prophylaxie de la *peste* sera étudiée ailleurs, ainsi que les mesures internationales prises contre elle. L'abondance des rats dans certains pays, à Madagascar par exemple, serait une condition des plus défavorables en cas d'invasion. Le pèlerinage de la Mecque

(1) Ch. Lesieur et Mahaut, La dissémination du bacille d'Eberth par l'urine des typhiques. Applications à l'hygiène coloniale. *Congrès coloniaux français*, Paris, 1904.

est une cause de dissémination de ce mal et de bien d'autres (paludisme) : la France a défendu, à ce propos, à ses sujets mahométans, l'exode vers leur ville sainte. Les mesures sanitaires véritablement utiles pourraient n'être pas aussi vexatoires : il faudrait améliorer les conditions hygiéniques du pays de Hedjaz, et exiger une police médicale sévère sur les pèlerins venant des pays contaminés (Aly-Zaky) (1).

Jullien, Jeanselme (2) ont insisté récemment sur l'utilité de la lutte contre les *maladies vénériennes* aux colonies. Il faudrait, d'après eux, instruire et moraliser les indigènes, par des brochures, des conférences, des inspections ; il faudrait organiser des dispensaires, et surtout respecter, plus qu'on ne le fait, la race conquise (P. Petit).

Quand nous aurons rappelé l'influence néfaste, signalée par J. Rochard et par Fonssagrives, des pays chauds sur certains cas de *tuberculose* pulmonaire (forme congestive), nous n'aurons plus qu'à renvoyer le lecteur aux traités spéciaux de pathologie exotique (3) (de Brun) et au chapitre d'*Hygiène coloniale*.

IV. — CLIMATS FROIDS ET CLIMATS POLAIRES.

a. Les *climats froids* sont compris entre les lignes isothermes de + 5° et — 5° (Planches I et II).

Dans l'*hémisphère nord*, ils comprennent : en *Europe*, l'Islande, le nord de la Suède, de la Norvège et de la Russie, la Laponie ; en *Asie*, la Sibérie et le Kamstchatka ; en *Amérique*, l'Amérique russe, la Nouvelle-Bretagne, le Canada et Terre-Neuve.

Dans l'*hémisphère sud*, ce sont des terres presque inconnues (îles Powell, Shetland, terres de Graham, d'Amélie, de Louis-Philippe, etc.).

b. Les *climats polaires* sont compris entre les lignes isothermes de — 5° et — 15°.

Dans l'*hémisphère nord*, ce sont le Spitzberg, la Nouvelle-Zemble, la terre de François-Joseph, la partie toute septentrionale de la Sibérie et de la Nouvelle-Bretagne, la terre de Baffin, le Groënland.

Dans l'*hémisphère sud*, ce sont des régions encore à peu près inconnues.

1° **Météorologie**. — La météorologie des climats froids et polaires est caractérisée par l'abaissement plus ou moins considérable de la température, et par la durée plus ou moins longue de l'hiver et de la nuit.

La *température* moyenne est le plus souvent inférieure à 0° et peut descendre à — 53°, mais les oscillations annuelles sont considérables.

(1) Aly-Zaky Bey, Le pèlerinage de la Mecque. *Congrès coloniaux français* Paris, 1904.

(2) Jullien, Jeanselme, *Congrès coloniaux français*, Paris, 1904.

(3) Voy. Nouveau Traité de Médecine de Brouardel et Gilbert, fascicule VI, *Maladies exotiques*.

L'hiver est très long et très rigoureux (dix mois en Laponie, en Sibérie); l'été est court, mais assez chaud (parfois + 30°); il n'y a pas de *saisons* intermédiaires.

En Islande, les jours dépassent vingt heures; dans les climats polaires, des jours de plusieurs mois succèdent à de longues *nuits*. C'est le pays du soleil de minuit et des aurores boréales.

Le silence et le *calme* le plus complet règnent en ces régions, où la flore et la faune sont très réduites ou nulles. Des *vents* glacés soufflent des montagnes voisines (Altaï, Himalaya). Il n'y tombe qu'une petite quantité d'*eau*, principalement sous forme de brouillard et de neige.

2° **Action physiologique**. — Nous connaissons l'influence du froid sur l'homme sain (Voy. p. 79). Lorsqu'il est sec, il augmente l'appétit et stimule toutes les fonctions (Grancher et Barbier). Cependant les nègres, les singes, les cobayes lui résistent très mal. Nous n'y reviendrons pas davantage. L'érythème pernio peut être considéré comme le premier degré du coup de froid, de même que l'érythème solaire est le premier degré du coup de chaleur. La réflexion des rayons solaires sur la neige peut occasionner des troubles visuels plus ou moins passagers (héméralopie, nyctalopie).

La mortalité humaine n'est pas spécialement élevée dans les contrées froides, quoi qu'on ait pu dire.

Il suffit de précautions hygiéniques pour éviter les accidents, comme le prouvent les heureux résultats des expéditions polaires bien organisées (Kotzebue, Nansen qui supporta — 45°, Nordenskjold, J. Charcot), et les désastres qui ont marqué, faute de ces précautions, certains faits historiques, tels que la retraite de Russie (Larrey) et la guerre de Crimée.

3° **Pathologie**. — Les principales affections humaines plus spéciales aux climats froids ou polaires sont l'*ophtalmie* des neiges, fréquente en Sibérie, pouvant entraîner l'amaurose et due à la réflexion intense des rayons lumineux sur la neige; la *congélation* (gelures, coup de froid), que nous avons étudiée à propos de la température, enfin le scorbut.

Le *scorbut*, fréquent en Sibérie, aux îles Féroë, à Terre-Neuve, en Islande, est caractérisé par des altérations gingivales, des hémorragies, un état général mauvais; on l'attribue à la privation des aliments végétaux frais.

Les *maladies infectieuses* sont peu répandues: la malaria, en particulier, n'existe pas au-dessous de + 15°; la grippe est assez fréquente, la syphilis maligne (Canada); en Islande, la fréquence des kystes hydatiques vient de la cohabitation avec les chiens, porteurs de tænias échinocoques.

La *tuberculose* est rare dans les climats froids, et en particulier en Islande, aux îles Féroë, en Norvège; cependant elle existe à Terre-

Neuve et, au Groënland, elle tue les indigènes dans de grandes proportions (70 p. 100). Ces divergences peuvent tenir plusieurs causes: d'abord, il faut distinguer le froid sec et le froid humide, le second souvent dangereux, le premier très utile ; de plus il faut mettre à part les sujets frileux, à réactions insuffisantes ou exagérées vis-à-vis du froid, enfin les sujets à poussées bronchitiques faciles : ceux-là doivent être soustraits au froid (Chiaïs, Manquat).

Les *traumatismes* sont graves dans les climats froids : les plaies s'y cicatrisent lentement, et se compliquent souvent de lymphangite banale ou érysipélateuse. Elles guérissent d'ailleurs généralement.

4° **Hygiène et prophylaxie**. — Les précautions hygiéniques qui s'imposent dans les climats froids ou polaires, en particulier aux étrangers et aux explorateurs, découlent des considérations précédentes, et ont été indiquées déjà, à propos de la température en général.

La question des vêtements est de première importance : l'action du froid, même sec, n'est salutaire que si la surface cutanée est protégée contre le refroidissement (A. Robin et Binet, Voit, etc.) ; il est prudent de s'enduire de corps gras la face et les mains et de se protéger les yeux par l'usage de verres fumés. Les aliments doivent être choisis parmi ceux qui dégagent le plus de calories (Voy. p. 121) : lard, huile et autres graisses ; il sera bon de se munir de fruits, de légumes verts, de jus de citron (*lime juice*) pour prévenir le scorbut ; même aux pôles, l'alcool ne doit être conseillé qu'à petites doses, l'alcoolisme prédisposant aux diverses affections des climats froids, et favorisant les congestions pulmonaires. Boire de l'alcool est un très mauvais moyen de se réchauffer (Rubner) ; le sucre, que consomment en abondance les femmes scandinaves, est un bien meilleur aliment.

L'exercice est recommandé, mais sans excès ; contrairement à ce qui doit avoir lieu aux pays chauds, les marches se feront en colonnes serrées (Laveran) ; des hommes adultes seuls, entraînés, de race blanche, exempts de tare, seront admis à y participer ; s'ils viennent à présenter des phénomènes de gelure, on se gardera bien, de crainte d'embolies, de les réchauffer trop brusquement.

Le Conseil de salubrité de la Seine a publié une instruction pour combattre les accidents généraux de la congélation, dont on peut sauver les malades parfois après vingt heures de mort apparente !

V. — ADAPTATION AUX CLIMATS.

On appelle *acclimatement* l'acte plus ou moins spontané de s'adapter à un climat, et *acclimatation* le résultat plus ou moins artificiel de cette adaptation, fait surtout de modifications organiques ou fonctionnelles mettant les immigrants en équilibre avec les conditions nouvelles ambiantes. Ce sujet, dont on saisit aisément toute l'importance ethnologique et coloniale, a été étudié par Boudin, de Humboldt, de Quatrefages, Bertillon, etc.

Il faut distinguer l'*acclimatement individuel*, c'est-à-dire la possibilité pour un homme de vivre aux pays exotiques, et l'*acclimatement de race*, c'est-à-dire la possibilité d'y faire souche.

A. ***CONDITIONS ET LOIS.*** — 1° **Acclimatement individuel.** — Il est plus ou moins facile suivant différentes *conditions*, telles que l'âge, le sexe, le tempérament, le genre de vie, la race, la latitude, etc., sans parler de la saison, dont nous avons déjà signalé l'influence (Voy. p. 113).

Ainsi, au point de vue de l'âge et du sexe, ce sont les hommes adultes qui supportent le mieux le changement de climat, et les enfants qui présentent la plus grande mortalité. Comme tempérament, les lymphatiques sont un terrain favorable aux maladies tropicales, alors que les sanguins, les méridionaux par exemple, résistent beaucoup plus facilement. Les excès de toutes sortes, surtout l'alcoolisme (Wulffert), même l'abus des boissons glacées, sont défavorables. Les Anglo-Saxons, les Français, les Allemands s'acclimatent plus volontiers dans les régions froides ; les Espagnols et les Italiens, dans les pays chauds. Sous une même latitude, l'acclimatement est facile ; le déplacement vers le nord est de même assez bien supporté ; mais la plupart des Européens qui émigrent vers le sud sont exposés, après une période d'excitation, à l'inappétence, aux gastralgies, à l'anémie, aux maladies infectieuses diverses.

2° **Acclimatement de race.** — Il a été surtout étudié par les ethnologues et les économistes. Boudin le déclarait impossible, mais ce n'est pas l'opinion de de Humboldt, ni de de Quatrefages.

Les *lois* de cet acclimatement ont été bien tracées surtout par Bertillon.

La marche lente et progressive de l'émigration est une des premières conditions de réussite : ainsi les Européens actuels sont issus originellement de populations indiennes qui se sont peu à peu étendues vers l'Occident.

Une autre condition de l'acclimatement de race, comme de l'acclimatement individuel, est le sens du déplacement, parallèle à l'équateur, sur une même latitude, ou à peu près : cette loi explique que les Anglais aient pu coloniser utilement aux États-Unis, les Français au Canada, les Espagnols et les Portugais dans l'Amérique du Sud.

Le croisement avec les indigènes ou avec les races « à acclimatement assuré » facilite généralement le déplacement, même du nord au sud dans certains cas : les Espagnols, croisés de sang africain, supportent mieux les hautes températures que les autres Européens.

La race elle-même a son importance : les Juifs sont cosmopolites dans une large mesure ; les Chinois, sobres, surtout commerçants, s'adaptent assez bien aux divers climats; les nègres, au contraire, sont difficilement transportables; les Français, nous l'avons dit, colonisent moins bien du nord au sud; les Espagnols, les Portugais, les Italiens, moins bien du sud au nord.

Enfin, le genre de vie joue un grand rôle : l'Anglais, plus entraîné par les sports aux exercices physiques, réussit mieux, dans les mêmes conditions, qu'un peuple plus adonné à l'alcoolisme : un peuple de race blanche, qui ne renonce pas à ses habitudes alcooliques, ne pourra jamais s'acclimater aux régions tropicales (Wulffert).

B. ***MÉCANISME***. — Le mécanisme de l'adaptation de l'organisme humain au climat qu'il habite a été étudié à la fois par les hygiénistes et les thérapeutes. Pour Fonssagrives, adapter un organisme donné à un climat donné revient, à la fois, à placer cet organisme dans de bonnes conditions de durée, à modifier le terrain organique lui-même et, s'il est malade, à le disposer à la guérison. Pour Hermann Weber, le meilleur genre d'adaptation consiste à placer l'homme dans un climat où manquent les influences nuisibles et où dominent les influences favorables.

Manquat (1) analyse particulièrement bien le mécanisme de l'adaptation climatérique. Elle consiste, d'après lui, à rechercher les conditions réalisant pour l'organisme l'optimum de fonctionnement qu'il est susceptible d'attendre du milieu climatérique ambiant. Elle comprend plusieurs mécanismes, et l'auteur distingue, à ce point de vue, l'adaptation compensatrice, l'adaptation stimulante et l'adaptation passive.

L'adaptation *compensatrice*, l'acclimatement proprement dit, s'explique par ce fait que les cellules et les organes adaptent leur fonctionnement aux conditions nouvelles dans lesquelles ils se trouvent : ainsi, ils cèdent au besoin d'oxygène dans les altitudes, de calorique dans les pays froids, de refroidissement dans les pays chauds. Pour qu'il y ait acclimatement, l'effort nécessaire ne doit pas dépasser la résistance dont le sujet est capable. Ce mode d'adaptation a pour caractère d'être nécessaire pour l'organisme, et obligatoire pour tous les sujets soumis aux mêmes changements climatériques.

L'adaptation *stimulante*, selon la dénomination de Manquat, est celle qui rétablit, en les excitant, le jeu normal des fonctions déprimées, comme cela arrive au bord de la mer : elle n'est ni nécessaire, ni obligatoire, contrairement à la précédente, et son action est moins intense et moins rapide. Toutes deux convergent d'ailleurs vers le même effet tonifiant, par le procédé des modifications fonctionnelles. L'adaptation stimulante peut être *directe* (lumière, vent, mer, humidité, écarts thermiques) ou *indirecte* (altitude, froid) : dans ce

(1) MANQUAT, L'adaptation en climatothérapie. *1er Congrès français de climatothérapie*, Nice, 1901.

dernier cas, elle se rapproche de l'adaptation compensatrice.

Reste, d'après Manquat, l'adaptation *passive*, qui consiste à épargner aux organes ou aux organismes malades tout effort inutile, qui constituerait une fatigue surajoutée. C'est, en d'autres termes, la recherche du milieu climatique au sein duquel un organe lésé, amoindri ou souffrant, ou un organisme déchu, trouveront leur optimum de fonctionnement sans effort et sans danger. Ce mode d'acclimatement, tout artificiel, est basé sur l'utilisation d'un milieu de choix, et non sur une adaptation active de l'organisme, et sur la soustraction de l'individu à toute perturbation fonctionnelle nuisible d'ordre climatérique. Ce mode est surtout appliqué en thérapeutique, mais on peut en rapprocher l'action prophylactique : lutte contre le paludisme, le goitre, le rhume des foins, action bienfaisante de la pureté atmosphérique sur la tuberculose pulmonaire, etc.

Ce que disent Manquat et les thérapeutes de l'adaptation thérapeutique au climat, les hygiénistes peuvent le dire de l'adaptation coloniale. On aurait tort de croire absolument, les auteurs allemands en particulier l'ont démontré, à la parole de Boudin, d'après laquelle il est impossible aux Européens de travailler le sol aux régions tropicales, ce qui serait pour lui la marque de la possibilité de coloniser et de s'acclimater : « Chaque coup de bêche qu'un Européen donne dans les pays chauds creuse sa fosse », disait Jacob Lind au XVIIIe siècle. Ces opinions sont exagérées, à condition qu'on observe les précautions hygiéniques qu'il nous reste maintenant à décrire.

C. ***APPLICATIONS***. — La connaissance des lois de l'acclimatement doit présider à toute tentative d'expatriation, à tout essai de colonisation.

Mais, de plus, même en tenant compte de toutes les circonstances précédemment indiquées, l'Européen qui émigre doit observer des règles sévères destinées à lutter contre les mauvaises influences climatériques et contre les endémies locales : il ne devrait pas exister d'émigration aux pays chauds en dehors du début de la saison sèche, pas de colonisation sans sélection sérieuse des colons et du personnel auxiliaire : les Arabes et les Kabyles, qui sont d'excellents aides aux pays chauds, ne peuvent résister au climat des tropiques, où il faut employer des noirs (Brault). Les vêtements, l'habitation, la nourriture devraient être choisis avec discernement (1), l'alcool proscrit, le paludisme et les maladies hydriques soigneusement évités.

Si le colon peut choisir l'altitude à laquelle il doit vivre, il se rappellera que les germes infectieux diminuent avec l'élévation, que la malaria ne monte guère au delà de 500 à 900 mètres, que la fièvre jaune sévit seulement dans les ports ou les vallées des grands fleuves.

(1) Voy. G. Treille, *Hygiène coloniale*.

L'habitation aux colonies sera donc placée de préférence sur une colline, plutôt calcaire ou siliceuse qu'argileuse, avec une cave au rez-de-chaussée ; le terrain en sera drainé, l'orientation des principales façades dirigée au nord ou au sud, la construction soignée et en matériaux de choix, les évacuations bien assurées, la distribution et l'ameublement simplifiés, les lits entourés de moustiquaires; les tentes, les nattes, les hamacs sont de bons accessoires de campement.

L'alimentation (1) constitue une question plus importante encore : elle doit avoir pour principe d'épargner toute fatigue à l'estomac et à l'intestin (Treille) : elle sera faite de viande peu abondante, bien choisie (bœuf, mouton jeune, volaille), et surtout très cuite (les bœufs coloniaux sont souvent ladres ou tuberculeux), d'œufs et de lait, de poissons non toxiques et d'huîtres, de riz, sorgho, maïs, légumes frais et fruits (contre le scorbut); les huiles et les graisses, utiles aux pôles, sont rapidement une cause d'anorexie et de dyspepsie dans les pays chauds. Les légumes et les fruits seront bien lavés, à cause des distomes, des bacilles intestinaux, etc. ; l'eau de boisson, qu'on pourra rafraîchir dans des alcarazas, sera filtrée si possible, ou stérilisée par l'iode, le sulfate de cuivre, l'ozone (Calmette) ou mieux encore bouillie : les eaux minérales sont utiles, consommées sans abus. L'usage des liqueurs, l'abus du vin sont condamnables (Büchner, Kelsch et Kiener, J. Navarre, Wulffert), il faut leur préférer les infusions légères et chaudes de thé ou de café, les boissons froides ou glacées prises fréquemment, mais en petite quantité : « l'usage de l'alcool sous les tropiques, dit Büchner, est un obstacle à l'acclimatement ».

Les vêtements doivent être légers et amples dans les pays chauds, de laine, de coton ou de flanelle ; la bande de flanelle abdominale a son utilité ; les fourrures sont indiquées dans les pays froids. L'usage de conserves pour les yeux est utile à la fois au pôle et à l'équateur.

Le régime de vie et les soins de toilette sont de la plus haute importance : la gale bédouine, ou *lichen tropicosus*, est le résultat des sueurs profuses et de l'incurie habituelle aux indigènes.

La plupart des hygiénistes coloniaux (Fonssagrives, J. Navarre,

(1) D'après MAUREL (*Arch. de méd. navale*, 1900, LXXIV, 366, et 1901, LXXV, 5 et 81), le nombre de calories nécessaires à l'homme adulte sain varierait, selon les climats et les saisons, d'après le tableau suivant :

	Par kilogramme et par 24 heures.
Saison chaude des pays chauds	30
— froide des pays chauds et été des pays tempérés	35
— intermédiaire des pays tempérés et été des pays froids	40
— froide des pays tempérés et intermédiaire des pays froids	45
— froide des pays froids	50

G. Treille) recommandent les repas légers et répétés, la sieste après le déjeuner, le bain suivi de massage, le coucher avant dix heures. Les excès sexuels doivent être refrénés aux colonies plus encore qu'ailleurs : les chancres sont fréquemment phagédéniques en Algérie, à Madagascar, etc. (Brault). L'exercice et le travail devront être réguliers et modérés.

Les *résultats* de l'application de ces différents principes sont d'une efficacité indéniable. C'est ainsi que la mortalité au Tonkin, qui était de 256 p. 1 000 en 1885, s'est abaissée à 16 p. 1 000 en 1898.

Mais le développement de ces considérations trouvera mieux sa place au chapitre de l'*Hygiène coloniale* car, de leur connaissance, dépend l'avenir de notre colonisation (G. Treille).

TABLE DES MATIÈRES

4652-03. — Corbeil. Imprimerie Éd. Crété.

Nouveaux Éléments d'Hygiène

Par le Dr ARNOULD
Professeur à la Faculté de médecine de Lille.

5e *édition*. 1906, 1 vol. gr. in-8 de 1000 p., avec 300 figures, cartonné..... **20 fr.**

Tableaux synoptiques d'Hygiène, par le *Dr REILLE*. 1900, 1 vol. gr. in-8 de 200 p., cartonné.... **5 fr.**

Aide-mémoire d'Hygiène, par le professeur *P. LEFERT*. 5e *édition*. 1903. 1 vol. in-18 de 300 p., cartonné **3 fr.**

Précis d'Hygiène publique, par le *Dr BÉDOIN*. Préface par *P. BROUARDEL*. 1891, 1 vol. in-16, cartonné........ **5 fr.**

Traité d'Hygiène militaire, par *G. MORACHE*. 1886, 1 vol. in-8 de 930 p. avec 173 figures.............. **15 fr.**

Manuel du Médecin militaire, par le Dr *COUSTAN*. 1897, 3 vol. in-18, cartonnés.................... **9 fr.**

Spécimen des figures des *Éléments d'Hygiène* du Dr Arnould.

Hygiène coloniale, par *G. REYNAUD*, professeur d'hygiène à l'Institut colonial de Marseille. 1903, 2 vol. in-18 jésus de 818 pages, avec 17 planches et 93 fig., cart.... **10 fr.**

Traité des Maladies des Pays chauds, par le *Dr J. BRAULT*, professeur à l'Ecole de médecine d'Alger. 1900, 1 vol. gr. in-8 de 530 pages, avec figures............... **10 fr.**

Précis de Médecine légale

Par le Dr VIBERT
Médecin expert près les Tribunaux de la Seine.

1903, 5e *édition*, 1 vol. in-8 de 912 pages, avec 87 figures et 5 pl. coloriées... **10 fr.**

Cours de Médecine légale

DE LA FACULTÉ DE MÉDECINE DE PARIS

par le Professeur *P. BROUARDEL*. 1895-1902. 10 vol. in-8............... **91 fr. 50**

La Mort et la Mort subite. 1895, 1 vol. in-8 de 500 pages.............................. **9 fr.**
Les Asphyxies par les Gaz, les Vapeurs et les Anesthésiques. 1896, 1 vol. in-8 de 416 pages, avec figures et 8 planches.. **9 fr.**
La Pendaison, la Strangulation, la Suffocation et la Submersion. 1896, 1 vol. in-8 de 500 pages, avec figures et planches.. **12 fr.**
L'Infanticide. 1897, 1 vol. in-8 de 400 pages, avec figures et planches.............. **9 fr.**
Les Explosifs et les Explosions. 1897, 1 vol. in-8 de 250 pages, avec fig.................. **6 fr.**
La Responsabilité médicale. 1898, 1 vol. in-8 de 456 pages............................ **9 fr.**
L'Exercice de la Médecine. 1899, 1 vol. in-8 de 564 pages............................ **12 fr.**
Le Mariage. 1900, 1 vol. in-8 de 452 pages.. **9 fr.**
L'Avortement. 1901, 1 vol. in-8 de 500 pages..................................... **7 fr. 50**
Les Empoisonnements. 1902, 1 vol. in-8 de 500 pages, avec figures..................... **9 fr.**
Les Intoxications. 1903, 1 vol. in-8.. **12 fr.**
Les Blessures et les accidents du travail. 1906, 1 vol. in-8..........................

Atlas-Manuel de Médecine légale, par le professeur *HOFMANN*. *Edition française*, par le *Dr Ch. VIBERT*. Introduction par le professeur *P. BROUARDEL*. 1899, 1 vol. in-16 de 350 pages, avec 56 planches coloriées et 193 fig. noires, relié maroquin souple,..... **18 fr.**

Aide-mémoire de Médecine légale, par le professeur *P. LEFERT*. 5e *édition*. 1903, 1 vol. in-18 de 300 pages, cartonné.. **3 fr.**

Le Secret médical, par *P. BROUARDEL*. 2e *édition*. 1893, 1 vol. in-16 de 300 p. **3 fr. 50**

La Profession Médicale, par *P. BROUARDEL*. 1903, 1 vol. in-18............. **3 fr. 50**

Traité de Jurisprudence médicale et pharmaceutique, par *DUBRAC*. 2e *édition*. 1893, 1 vol. in-8 de 800 pages.. **12 fr.**

PRÉCIS DE TOXICOLOGIE

CLINIQUE ET EXPÉRIMENTALE
Par le Dr VIBERT.

1899, 1 vol. in-8 de 600 pages.................................... **10 fr.**

Précis de Toxicologie, par *A. CHAPUIS*. 3e *édition*. 1897, 1 vol. in-8 de 900 pages, avec 60 figures.. **9 fr.**

Le Laboratoire de Toxicologie, par *P. BROUARDEL* et *J. OGIER*. 1 vol. gr. in-8. **8 fr.**

ENVOI FRANCO CONTRE UN MANDAT SUR LA POSTE

NOUVEAU

TRAITÉ DE MÉDECINE ET DE THÉRAPEUTIQUE

Publié en fascicules

SOUS LA DIRECTION DE MM.

P. BROUARDEL	**A. GILBERT**
Professeur à la Faculté de médecine de Paris Membre de l'Institut.	Professeur à la Faculté de médecine de Paris Médecin à l'hôpital Broussais.

DIVISION EN FASCICULES

1. — *Maladies microbiennes en général* (232 p., 54 fig.)..... 4 fr. »
2. — *Fièvres éruptives* (255 pages, 8 fig.)............... 4 fr. »
3. — *Fièvre typhoïde* (240 pages, 16 fig.)............... 4 fr. »
4. — *Maladies communes à l'Homme et aux Animaux*.. 8 fr. »
5. — *Paludisme et Trypanosomiase* (128 pages, 13 fig.). 2 fr. 50
6. — *Maladies exotiques*.......................... 8 fr. »
7. — *Maladies vénériennes.*
8. — *Rhumatismes et Pseudo-Rhumatismes*............ 3 fr. 50
9. — *Maladies infectieuses diverses* (grippe, coqueluche, oreillons, diphtérie)................................ 3 fr. 50
10. — *Maladies infectieuses diverses* (streptococcie, staphylococcie,
11. — *Intoxications.*
12. — *Maladies de la Nutrition* (diabète, goutte, obésité).
13. — *Cancer.*
14. — *Maladies de la Peau.*
15. — *Maladies de la Bouche, du Pharynx et de l'Œsophage.*
16. — *Maladies de l'Estomac.*
17. — *Maladies de l'Intestin.*
18. — *Maladies du Péritoine.*
19. — *Maladies du Foie et de la Rate.*
20. — *Maladies du Pancréas.*
21. — *Maladies des Reins.*
22. — *Maladies des Organes génito-urinaires.*
23. — *Maladies du Cœur.*
24. — *Maladies des Artères et de l'Aorte.*
25. — *Maladies des Veines et des Lymphatiques.*
26. — *Maladies du Sang.*
27. — *Maladies du Nez et du Larynx.*
28. — *Sémiologie de l'Appareil respiratoire.*
29. — *Maladies de l'Appareil respiratoire.*
30. — *Maladies des Plèvres et du Médiastin.*
31. — *Sémiologie de l'Axe cérébro-spinal.*
32. — *Maladies du Cerveau.*
33. — *Maladies de l'isthme de l'Encéphale.*
34. — *Maladies des Méninges.*
35. — *Maladies de la Moelle épinière.*
36. — *Maladies des Nerfs périphériques.*
37. — *Névroses.*
38 — *Maladies des Muscles.*
39. — *Maladies des Os.*
40. — *Maladies du Corps thyroïde, du Corps pituitaire et des Capsules surrénales.*

LES ACTUALITÉS MÉDICALES

Collection de volumes in-16 de 96 pages et figures, cartonné à 1 fr. 50

Anatomie clinique des Centres nerveux, par le Pr Grasset, 1 vol. in-16 1 fr. 50

Diagnostic des maladies de l'Encéphale, par le Pr Grasset. 1 vol. 1 fr. 50

Psychologie du Rêve, par Vaschide et Piéron, 1 vol. in-16........... 1 fr. 50

Les Etats Neurasthéniques, par le Dr Gilles de la Tourette. 1 vol. 1 fr. 50

Traitement de l'Epilepsie, par le Dr Gilles de la Tourette, 1 vol. in-16 1 fr. 50

Les Myélites syphilitiques, par le Dr Gilles de la Tourette. 1 vol. 1 fr. 50

Traitement de la Syphilis, par le Dr Emery. 2e *édit.* 1 vol. in-16.... 1 fr. 50

La Grippe, par L. Galliard, médecin de l'hôpital Saint-Antoine. 1 vol. 1 fr. 50

La Diphtérie. par H. Barbier et G. Ulmann. 1 vol. in-16.............. 1 fr. 50

Le Rhume des foins, par le Dr Garel 1 vol. in-16............... 1 fr. 50

Cancer et Tuberculose, par le Dr Claude. 1 vol. in-16............ 1 fr. 50

Les Rayons de Röntgen et le diagnostic de la Tuberculose, par le Dr Béclère. 1 vol. in-16.. 1 fr. 50

Les Rayons de Röntgen et le diagnostic des Affections thoraciques non tuberculeuses, par le Dr Béclère. 1 vol. in-16............... 1 fr. 50

Les Rayons de Rontgen et le diagnostic des maladies internes, par le Dr Béclère. 1 vol. in-16.. 1 fr. 50

La Radiographie et la Radioscopie cliniques, par le Dr Régnier, 1 v. 1 fr. 50

La Mécanothérapie, par le Dr Régnier. 1 vol. in-16 de 100 pages... 1 fr. 50

Le Diabète, par le Dr R. Lépine, 2 vol. in-16, chaque................ 1 fr. 50

Les Albuminuries curables, par le Dr J. Teissier. 1 vol. in-16 de 100 p. 1 fr. 50

Les Glycosuries non diabétiques, par le Dr Roque. 1 vol. in-16... 1 fr. 50

Le Tétanos, par les Drs J. Courmont et M. Doyon. 1 vol. in-16..... 1 fr. 50

Le Pneumocoque, par Lippmann, 1 vol. in-16........................ 1 fr. 50

Le Rhumatisme articulaire aigu, par les Drs Triboulet et Coyon. 1 vol. 1 fr. 50

Les Régénérations d'organes, par P. Carnot, 1 vol. in-16...... 1 fr. 50

La Fatigue oculaire, par le Dr Dor. 1 vol. in-16................. 1 fr. 50

Thérapeutique oculaire, par le Dr Terrien. 1 vol. in-16........... 1 fr. 50

L'Appendicite, par le Dr Broca. 1 vol.................................. 1 fr. 50

Diagnostic de l'Appendicite, par le Dr Auvray 1 vol. in-16....... 1 fr. 50

Traitement chirurgical des néphrites médicales, par le Dr Pousson. 1 vol. in-16.. 1 fr. 50

Chirurgie des Voies biliaires, par le Dr Pauchet. 1 vol. in-16..... 1 fr. 50

La Gastrostomie, par le Dr Braquehaye. 1 vol. in-16............... 1 fr. 50

Les Auto-Intoxications de la grossesse, par le Dr Bouffe de Saint-Blaise. 1 vol. in-16.. 1 fr. 50

Traitement des névralgies et névrites, par Plicque. 1 vol. in-16..... 1 fr. 50

Radiothérapie et Photothérapie, par le Dr Regnier, 1 vol. in-16..... 1 fr. 50

Les Enfants Retardataires, par le Dr Apert, 1 vol. in-16......... 1 fr. 50

La Goutte, par le Dr Apert. 1903. 1 vol. in-16.................... 1 fr. 50

Les Oxydations de l'organisme, par les Drs Enriquez et Sicard, 1 vol. in-16.. 1 fr. 50

Les Maladies du Cuir chevelu, par le Dr Gastou. 1 vol. in-16, 1 fr. 50

Les Dilatations de l'Estomac, par le Dr Soupault. 1902. 1 vol. in-16. 1 fr. 50

Le Sang, par le Dr Marcel Labbé. 1 vol. in-16..................... 1 fr. 50

Le Cytodiagnostic, par Marcel Labbé. 1903. 1 vol. in-16......... 1 fr. 50

La Démence précoce, par le Dr Deny et Roy, 1 vol. in-16........... 1 fr. 50

Chirurgie intestinale d'urgence, par le Dr Mouchet. 1 vol. in-16... 1 fr. 50

Le Canal vagino-péritonéal, par le Dr Villemin. 1 vol. in-16..... 1 fr. 50

Chirurgie nerveuse d'urgence, par le Dr Chipault. 1 vol. in-16.... 1 fr. 50

L'Odorat et ses troubles, par le Dr Collet. 1 vol. in-16........... 1 fr. 50

Les Accidents du travail, guide du médecin, par le Dr Georges Brouardel. 1903. 1 vol. in-16, 96 pages cart.................................. 1 fr. 50

Le Cloisonnement vésical, par le Dr Cathelin. 1903. 1 vol. in-16... 1 fr. 50

La Protection de la santé publique, par le Dr Mosny. 1 vol. in-16. 1 fr. 50

La Médication phosphorée, par H. Labbé. 1 vol. in-16............. 1 fr. 50

La Médication surrénale, par Oppenheim et Lœper. 1 vol. in-16... 1 fr. 50

Les Médications préventives, par le Dr Nattan-Larrier. 1 vol. in-16. 1 fr. 50

Les Rayons N et les Rayons N', par le Dr Bordier. 1 vol in-16.... 1 fr. 50

Le Traitement de la Surdité, par le Dr Chavanne. 1 vol. in-16..... 1 fr. 50

Moustiques et Fièvre jaune, par le Dr Chantemesse et le Dr Borel. 1 vol. in-16.. 1 fr. 50

Trachéobrochoscopie et Œsophagoscopie, par le Dr Guisez. 1 vol. in-16 1 fr. 50

Technique de l'Exploration du Tube digestif, par le Dr Gaultier. 1 vol. in-16.. 1 fr. 50

Les Traitements des Entérites, par le Dr Jouaust. 1 vol. in-16...... 1 fr. 50

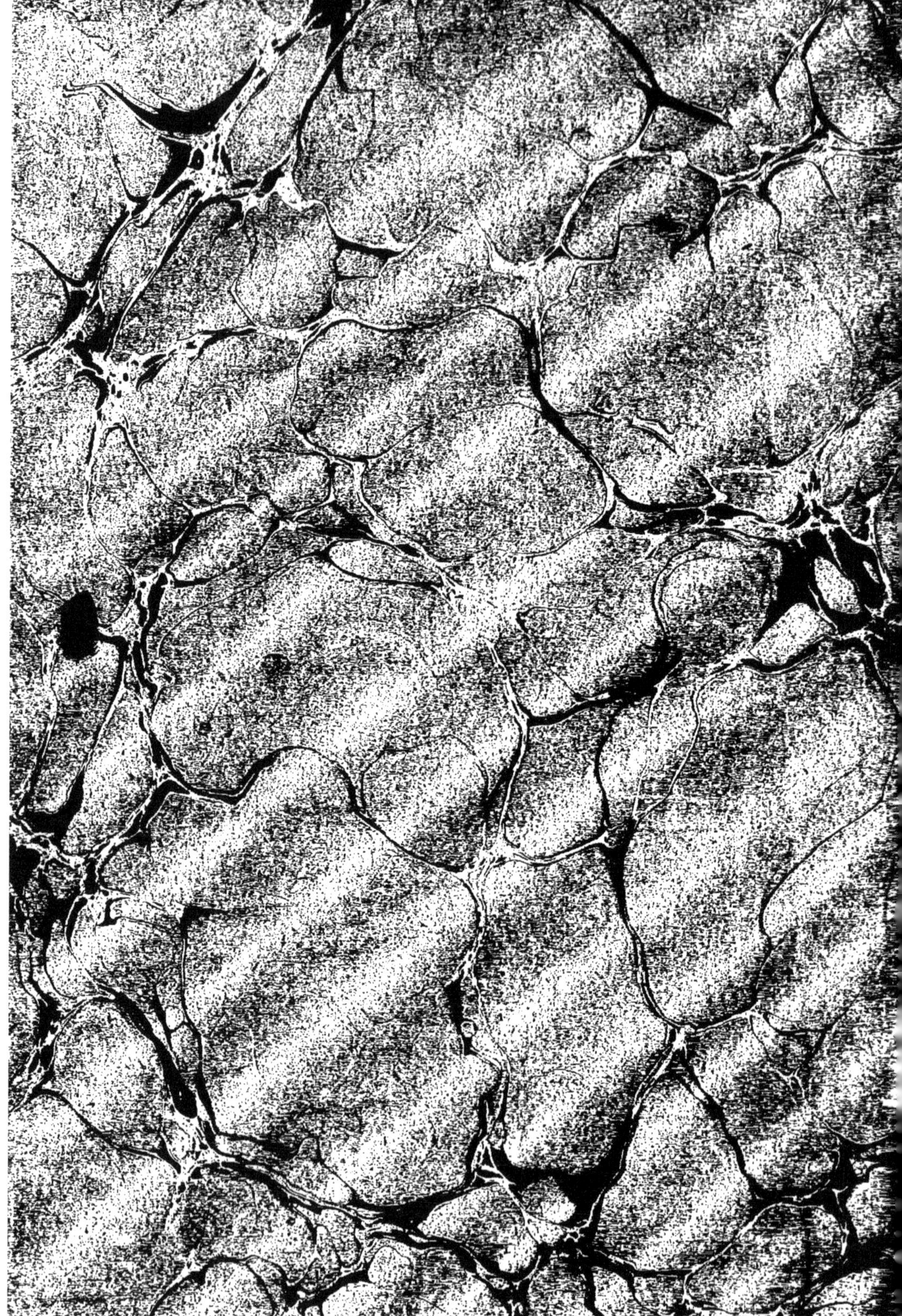

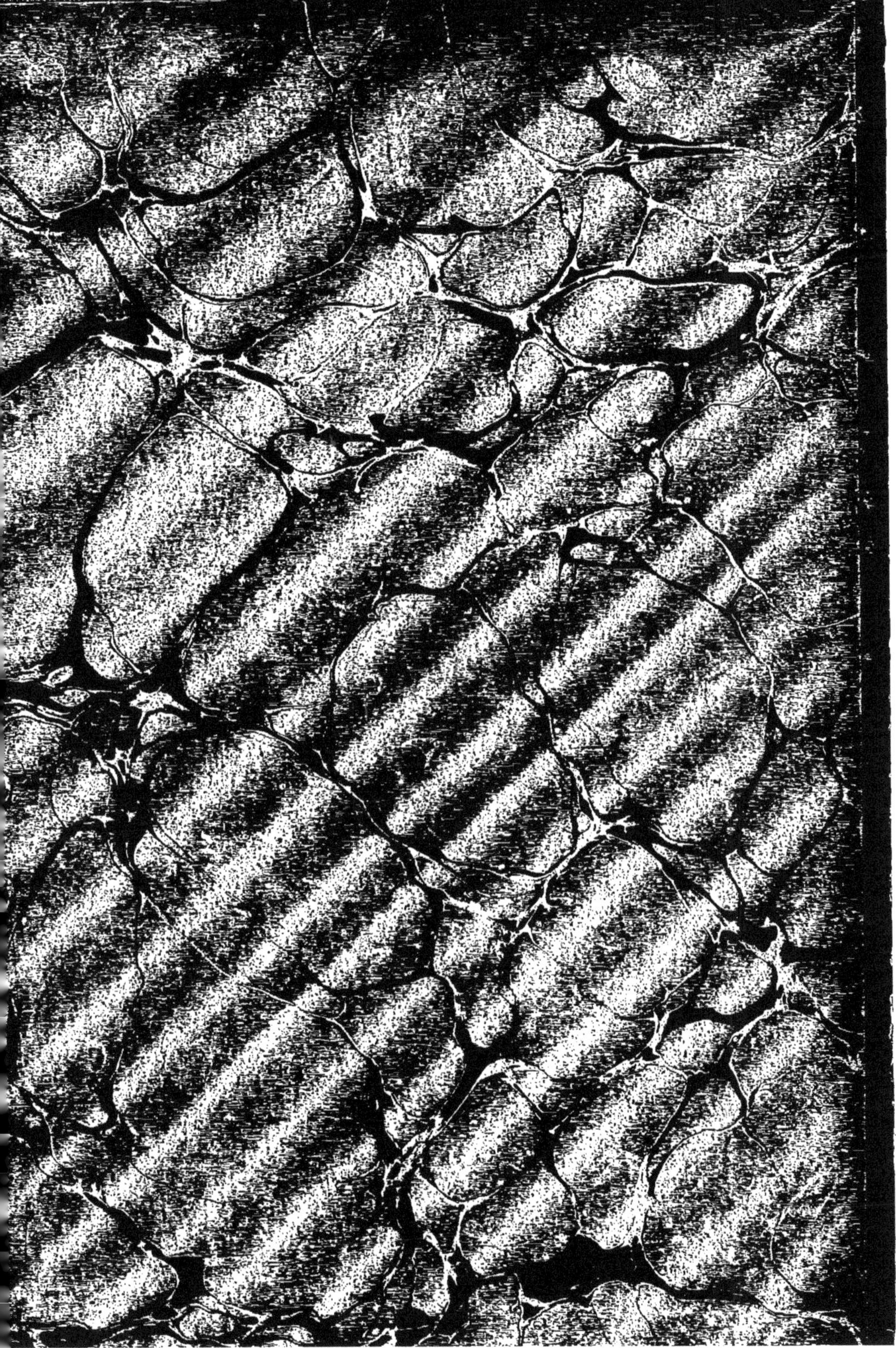

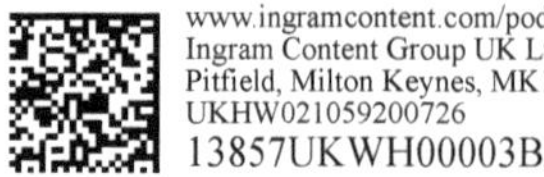
www.ingramcontent.com/pod-product-compliance
Ingram Content Group UK Ltd.
Pitfield, Milton Keynes, MK11 3LW, UK
UKHW021059200726
13857UKWH00003B/1023

9 782012 985117